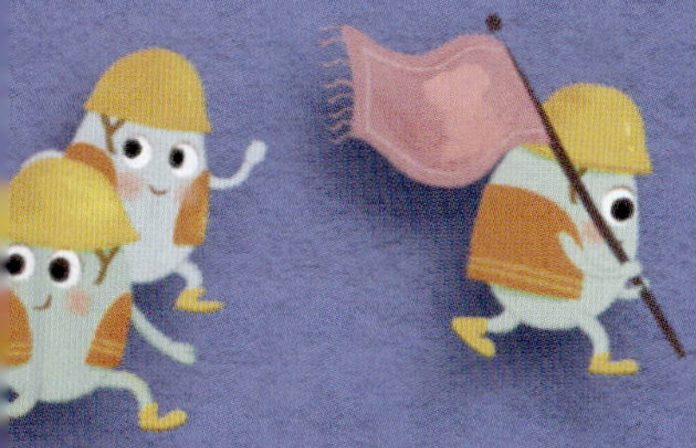

图书在版编目（CIP）数据
怎样才能长高呢 / 赵国宏著 ; 李淑贞绘. -- 西安 : 未来出版社, 2025. 3. -- ISBN 978-7-5417-7860-5
Ⅰ. R32-49
中国国家版本馆CIP数据核字第2024JC7792号

怎样才能长高呢

ZENYANG CAINENG ZHANGGAO NE

赵国宏 / 著　李淑贞 / 绘

出 品 人：李桂珍
选题策划：陈丹盈
印制总监：宋宏伟
责任编辑：李　康
出版发行：未来出版社
社　　址：西安市登高路1388号
邮政编码：710061
电　　话：029-89122633
经　　销：全国各地新华书店
印　　刷：鹤山雅图仕印刷有限公司
开　　本：787mm×1 092mm　1/12
印　　张：$3\frac{1}{3}$
字　　数：20千字
版　　次：2025年3月第1版
印　　次：2025年3月第1次印刷
书　　号：ISBN 978-7-5417-7860-5
定　　价：39.80元

怎样才能长高呢

赵国宏/著　李淑兵/绘

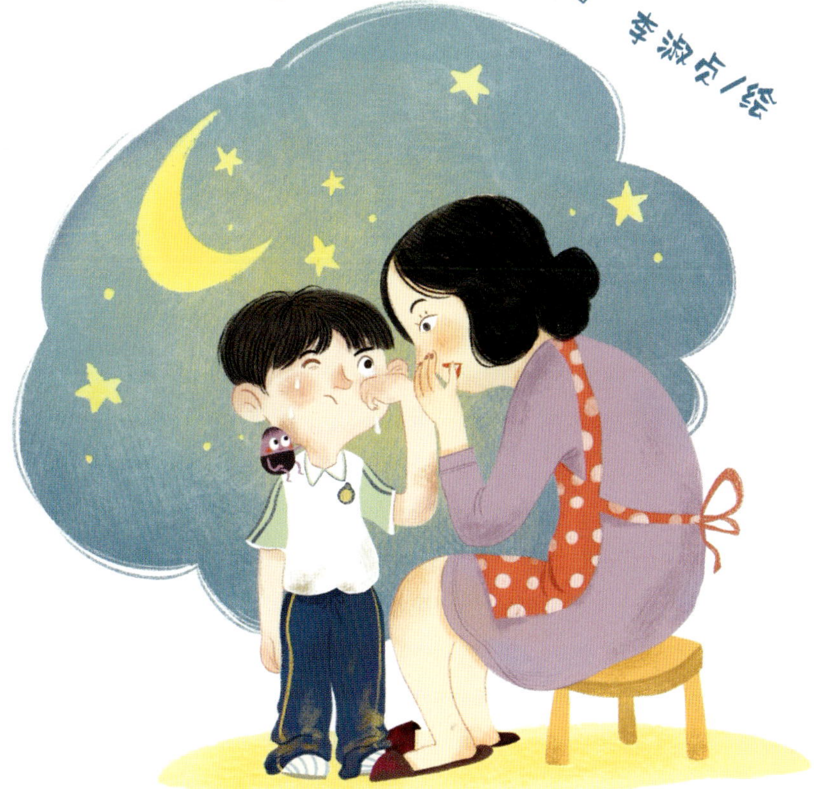

陕西新华出版
未来出版社
·西安·

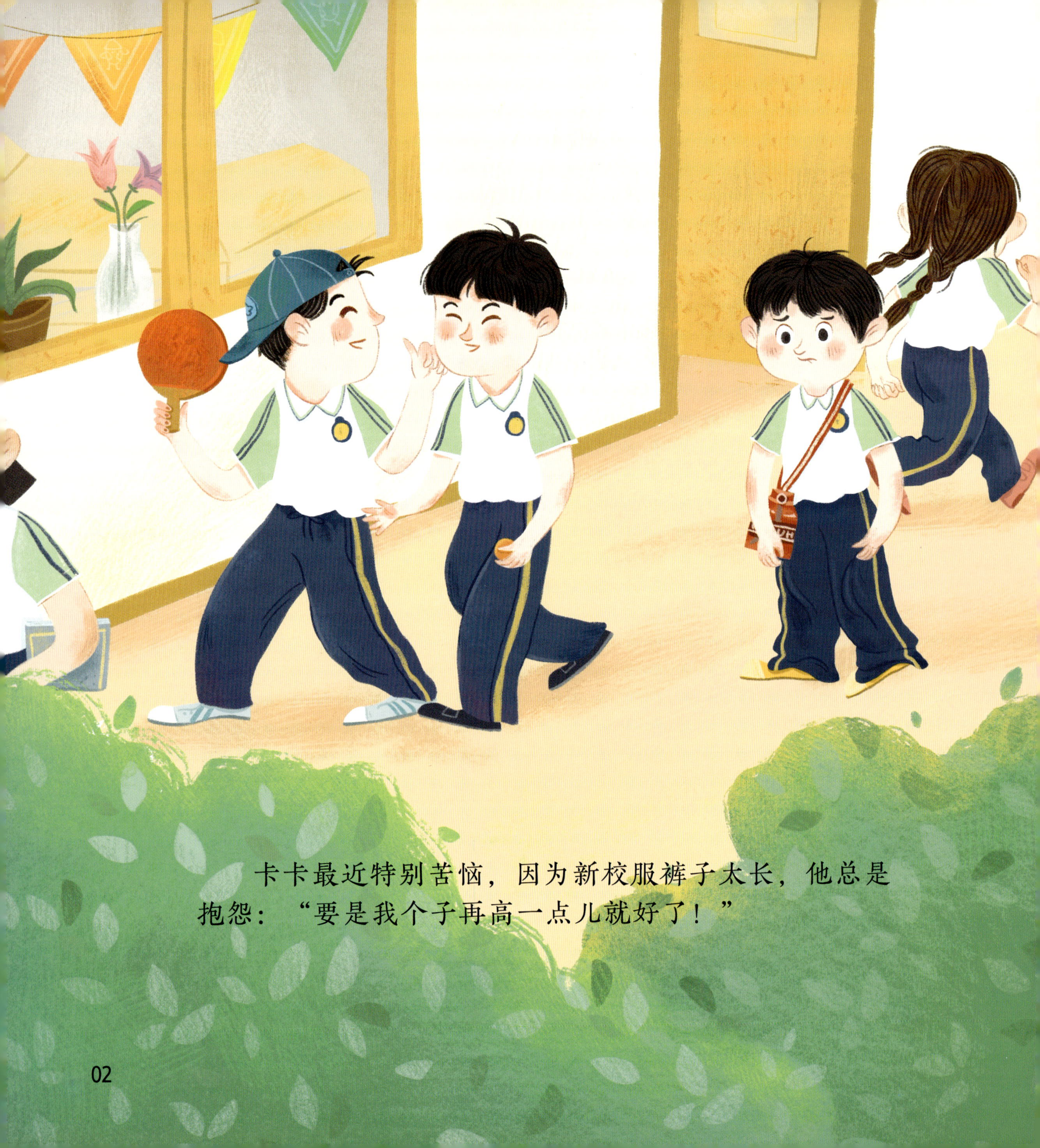

卡卡最近特别苦恼，因为新校服裤子太长，他总是抱怨：“要是我个子再高一点儿就好了！”

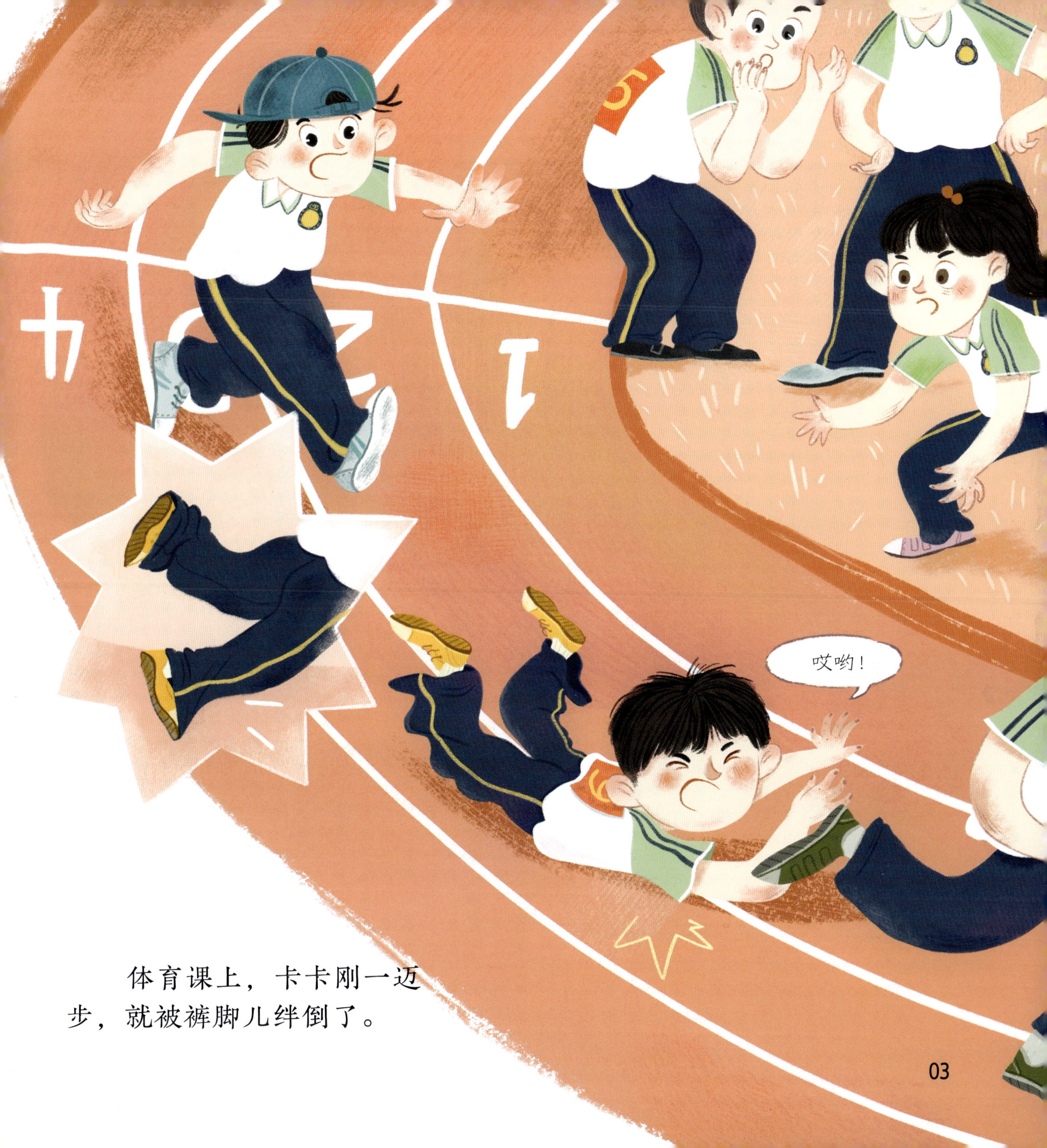

体育课上，卡卡刚一迈步，就被裤脚儿绊倒了。

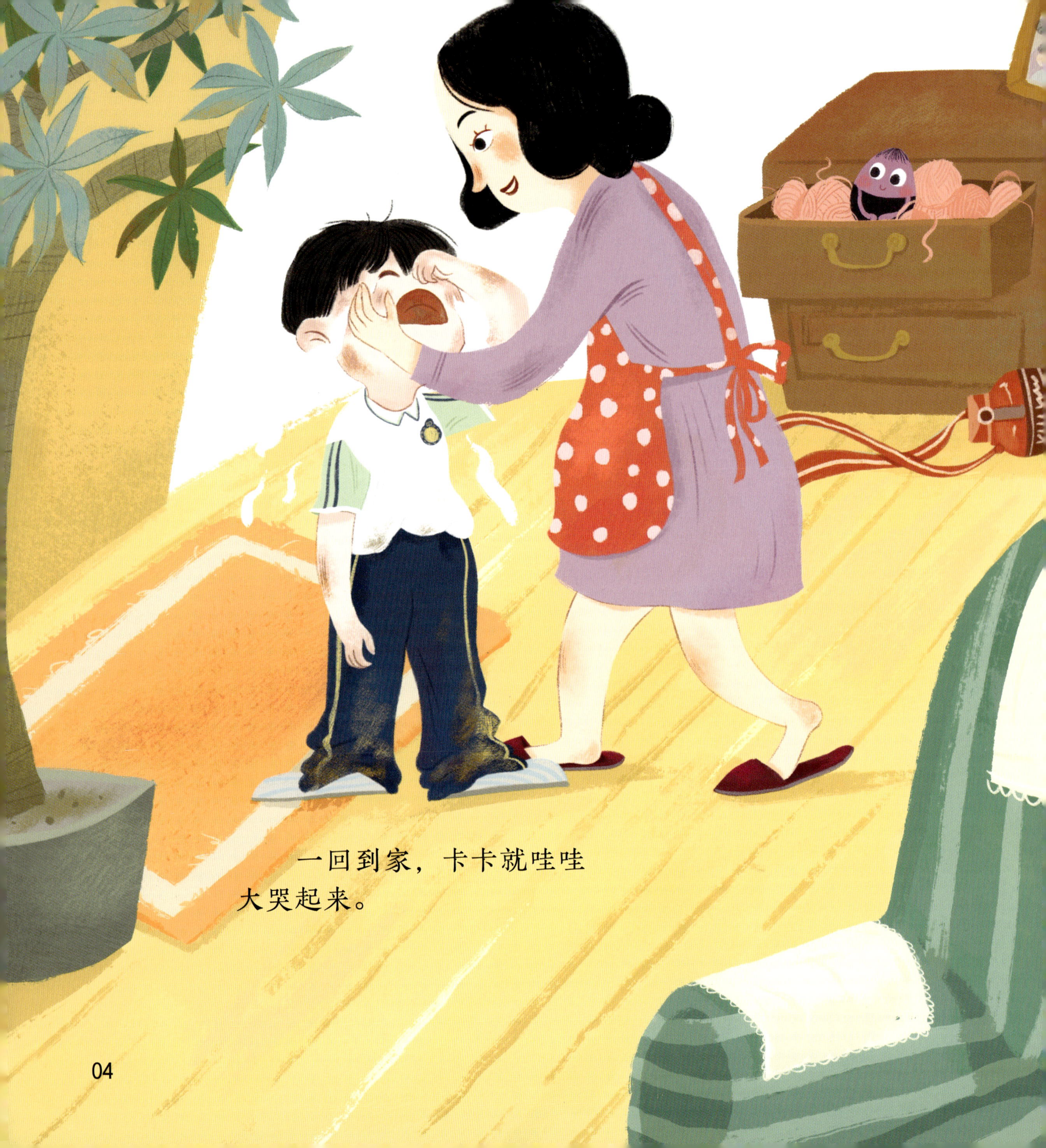

一回到家，卡卡就哇哇大哭起来。

“妈妈，我怎样才能长高呢？”卡卡问。

妈妈神秘地告诉卡卡：“我把答案放到你的梦里了，想知道就快点儿睡觉哦。”

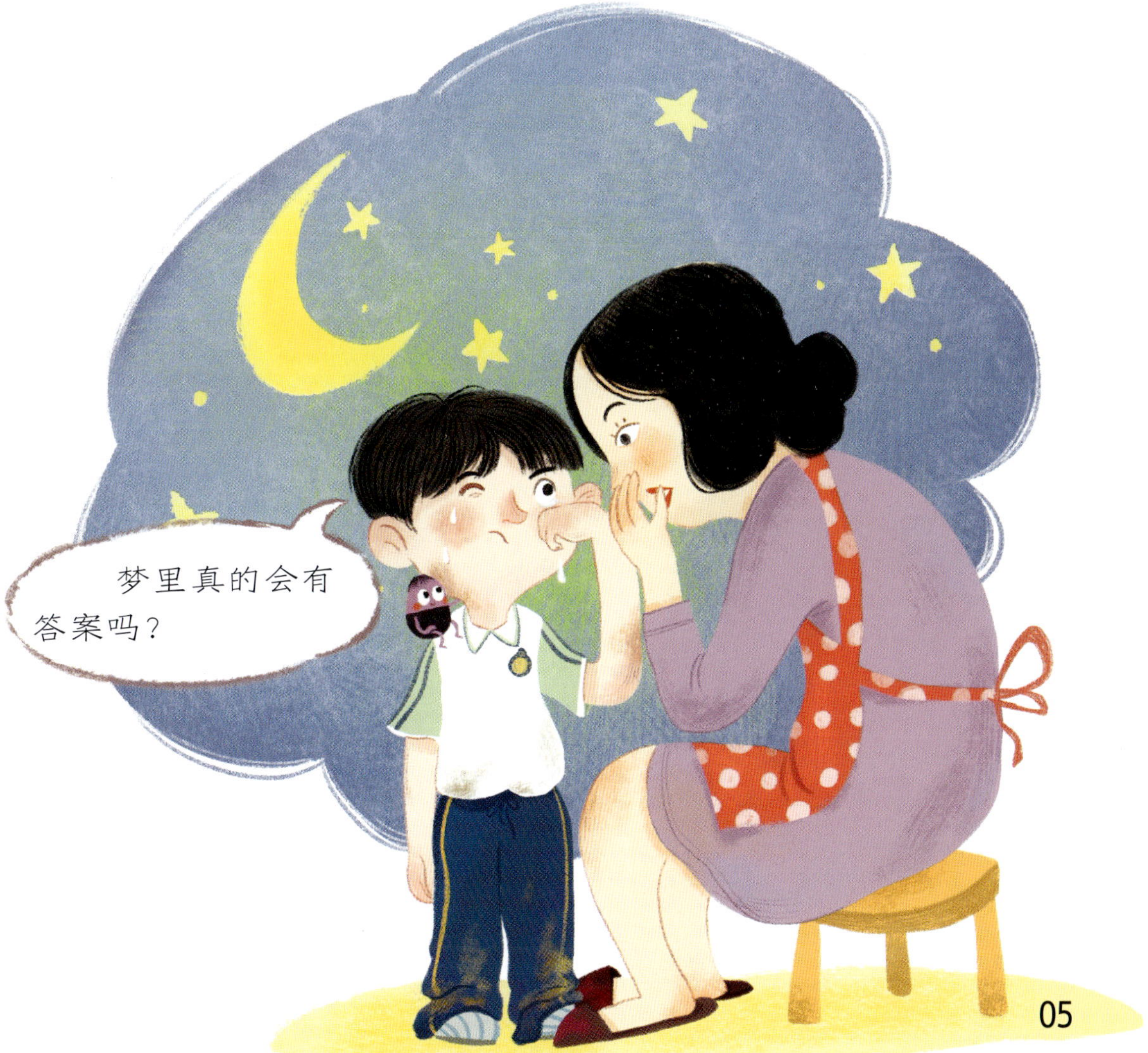

为了找到答案，卡卡早早躺在了床上。

可他在床上翻来覆去，没有一点儿睡意。

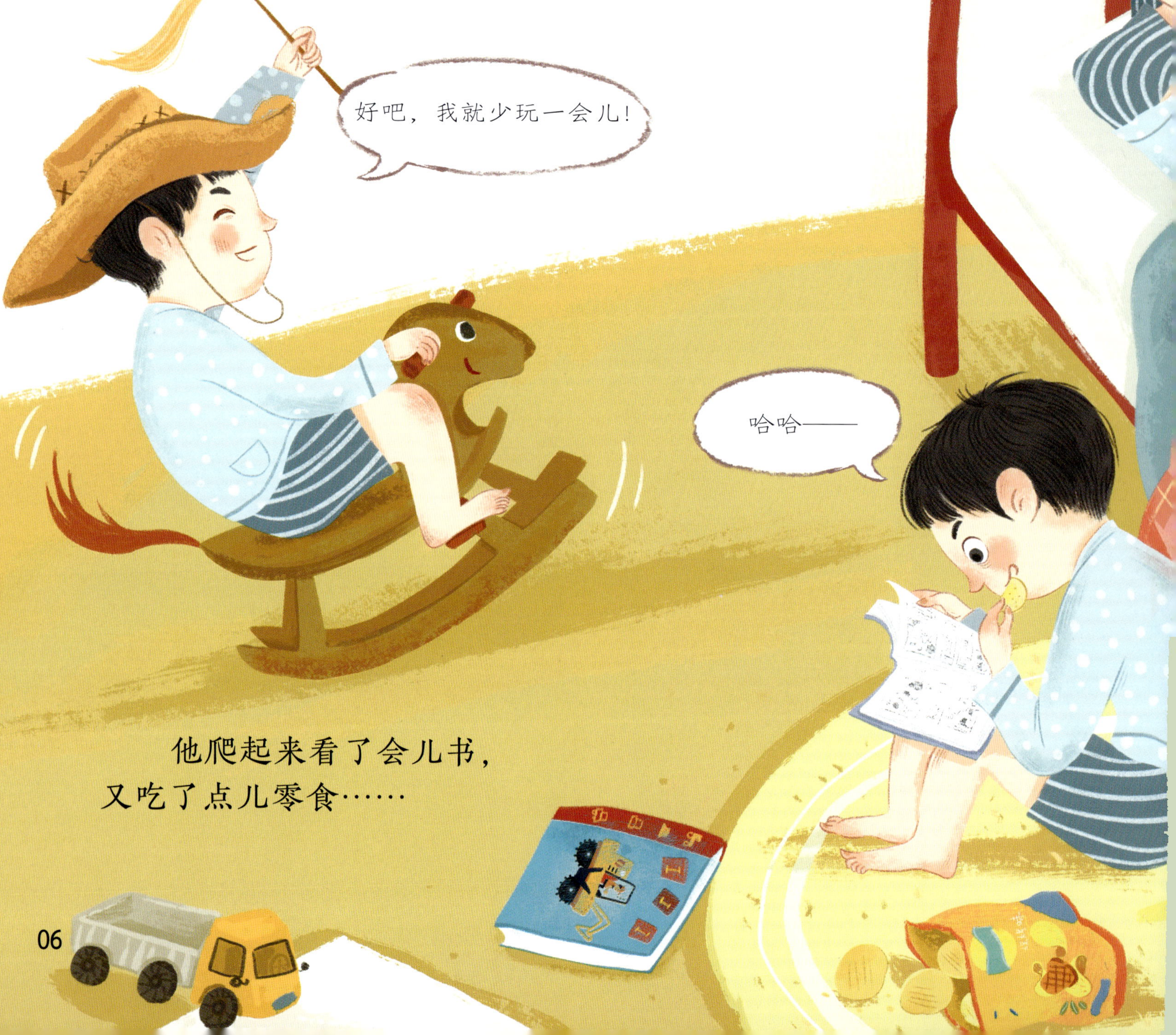

他爬起来看了会儿书，又吃了点儿零食……

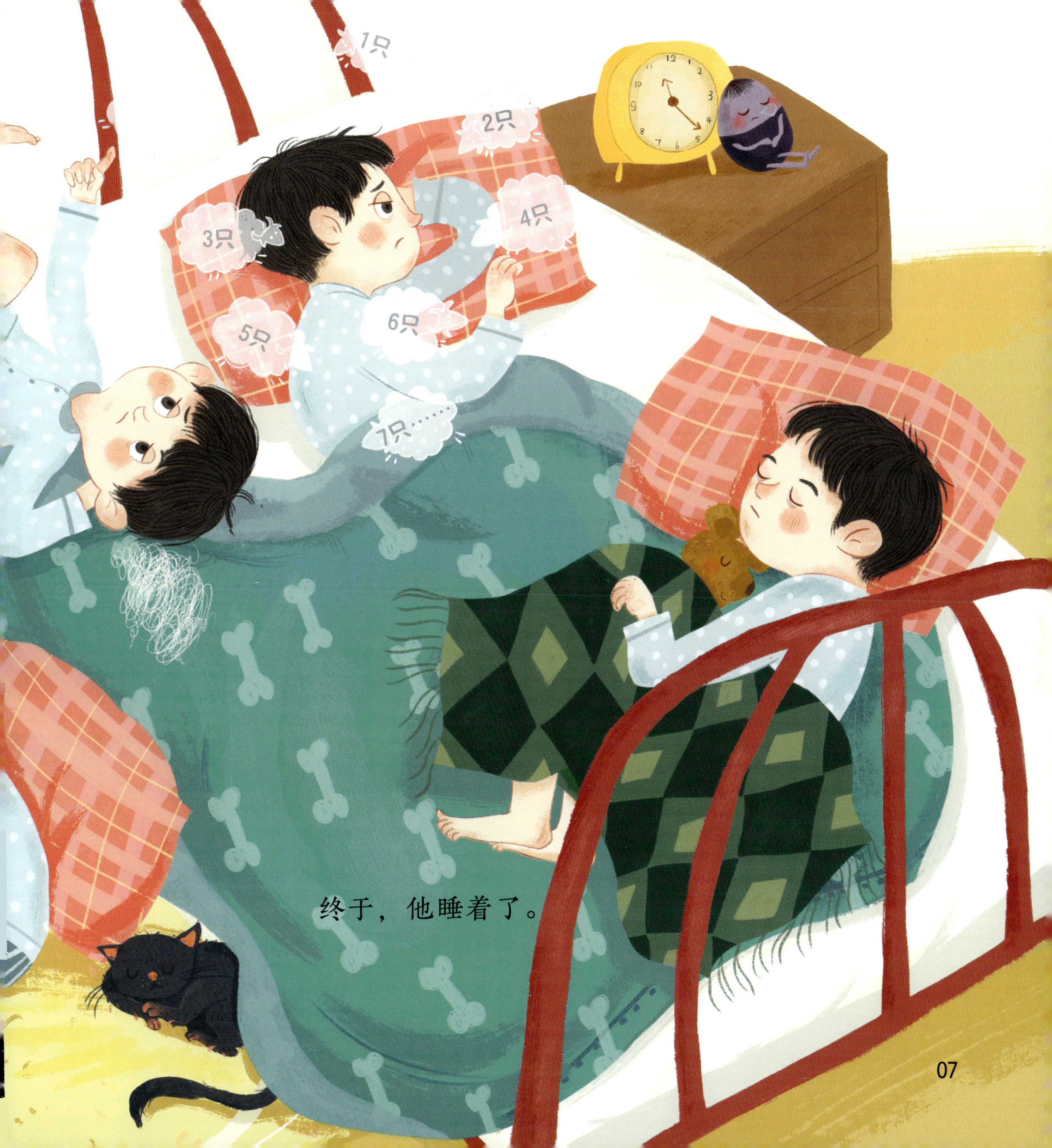

终于，他睡着了。

睡梦中，卡卡来到一个陌生的地方。

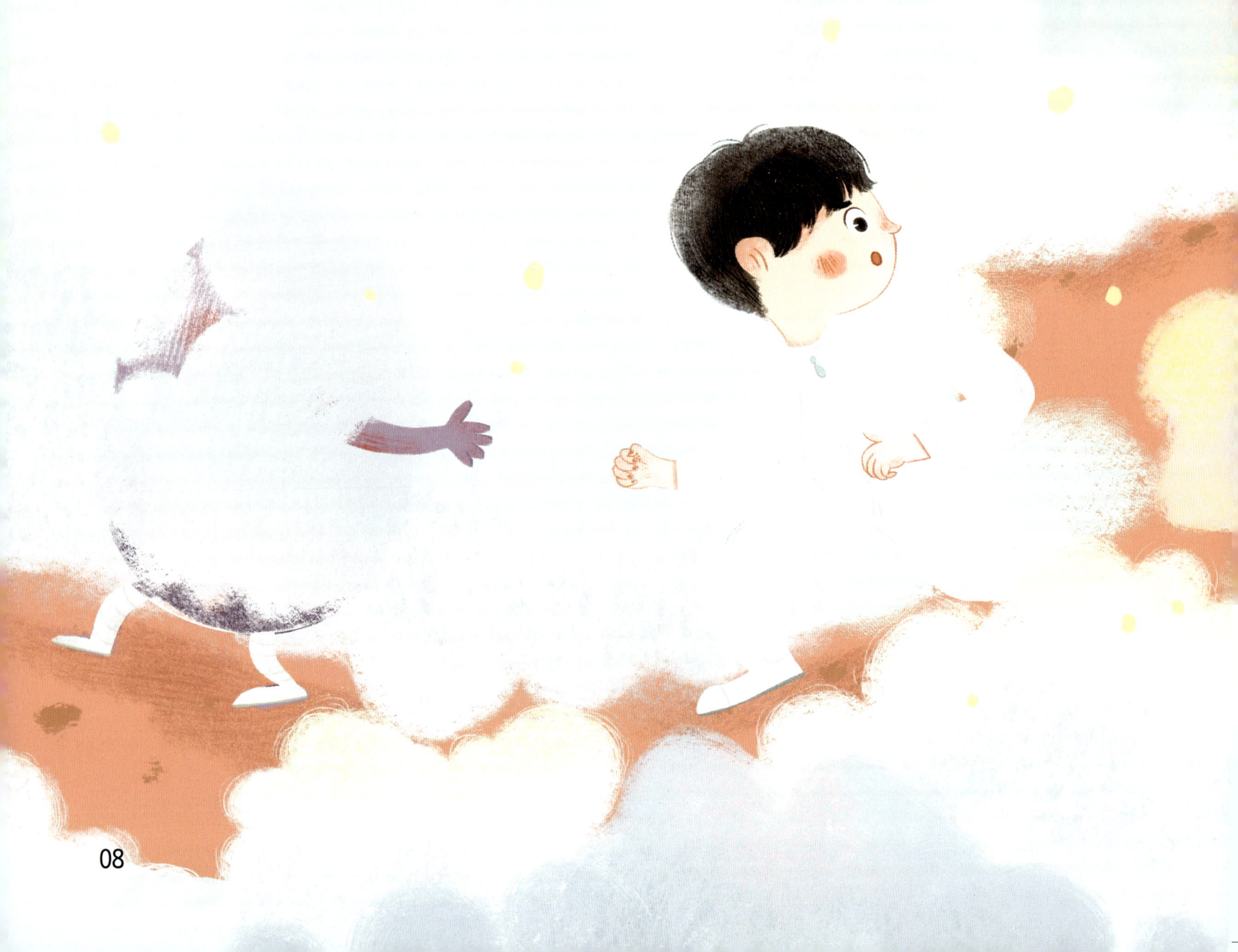

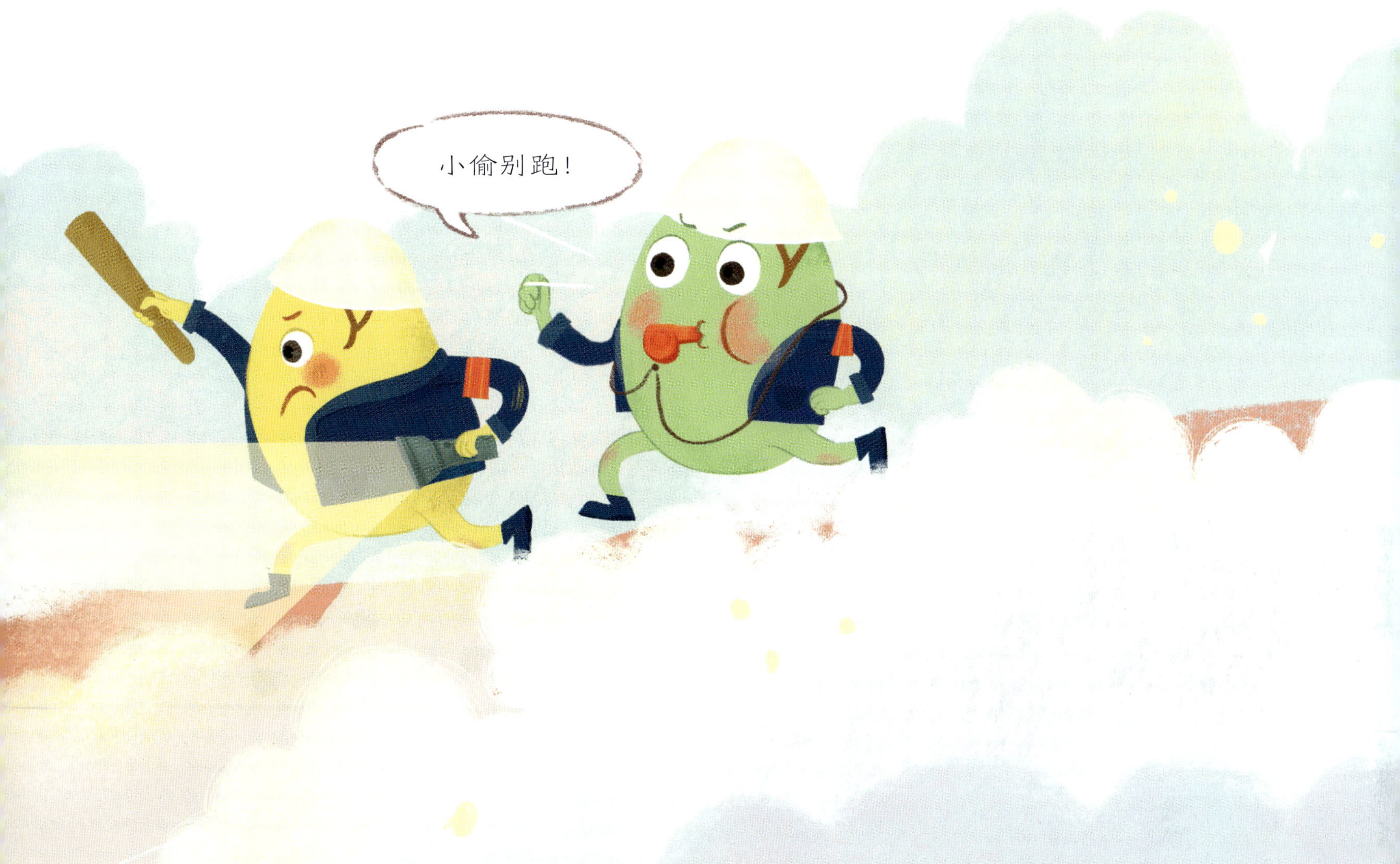

突然，身后追来两个巡视的小精灵，它们一边喊着“小偷”，一边朝他跑了过来。

眼看卡卡要被它们抓住，突然雾气中伸出一只手，拉着卡卡就往前跑。

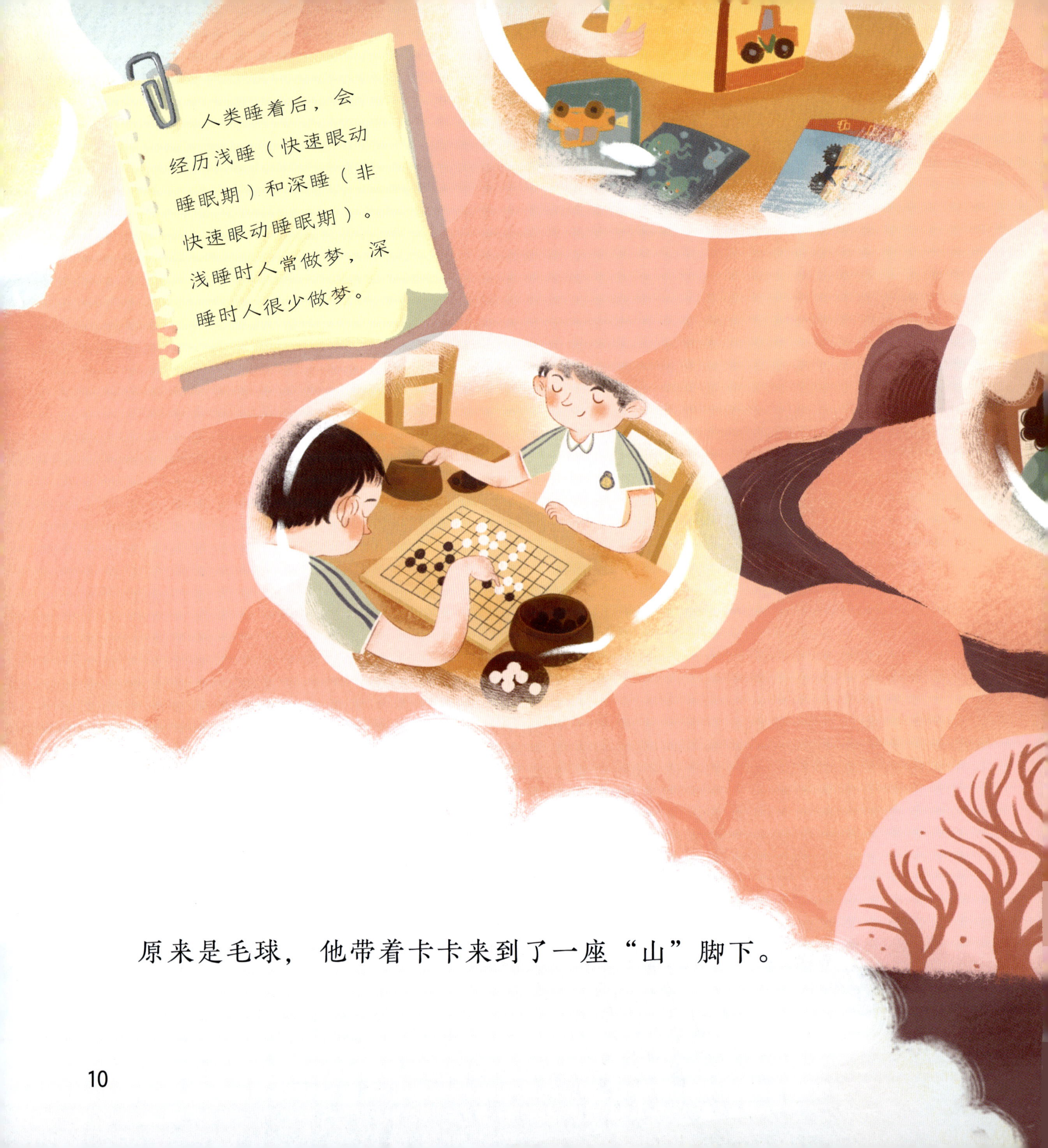

人类睡着后，会经历浅睡（快速眼动睡眠期）和深睡（非快速眼动睡眠期）。浅睡时人常做梦，深睡时人很少做梦。

原来是毛球，他带着卡卡来到了一座“山”脚下。

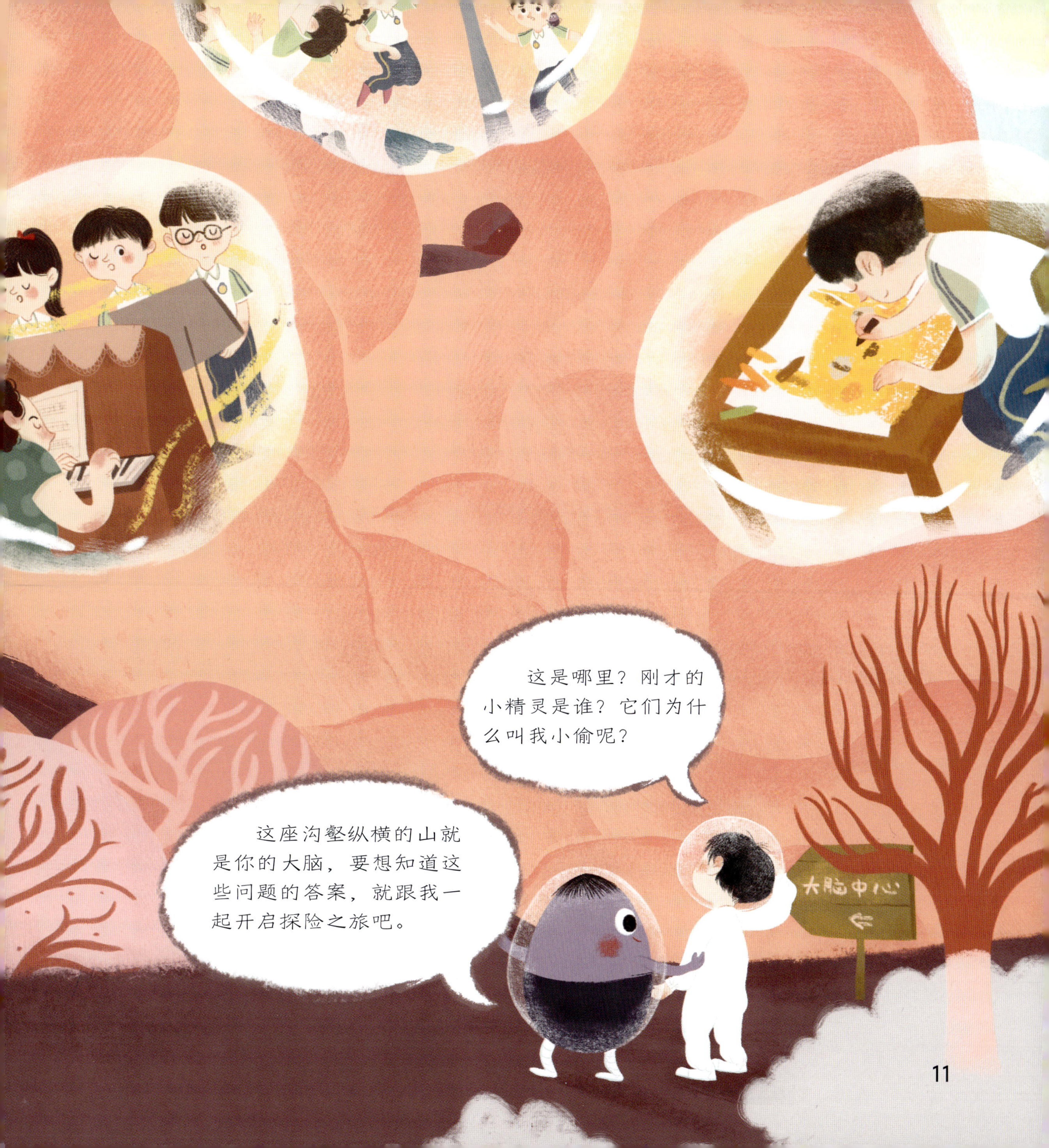
这是哪里？刚才的小精灵是谁？它们为什么叫我小偷呢？
这座沟壑纵横的山就是你的大脑，要想知道这些问题的答案，就跟我一起开启探险之旅吧。
大脑中心

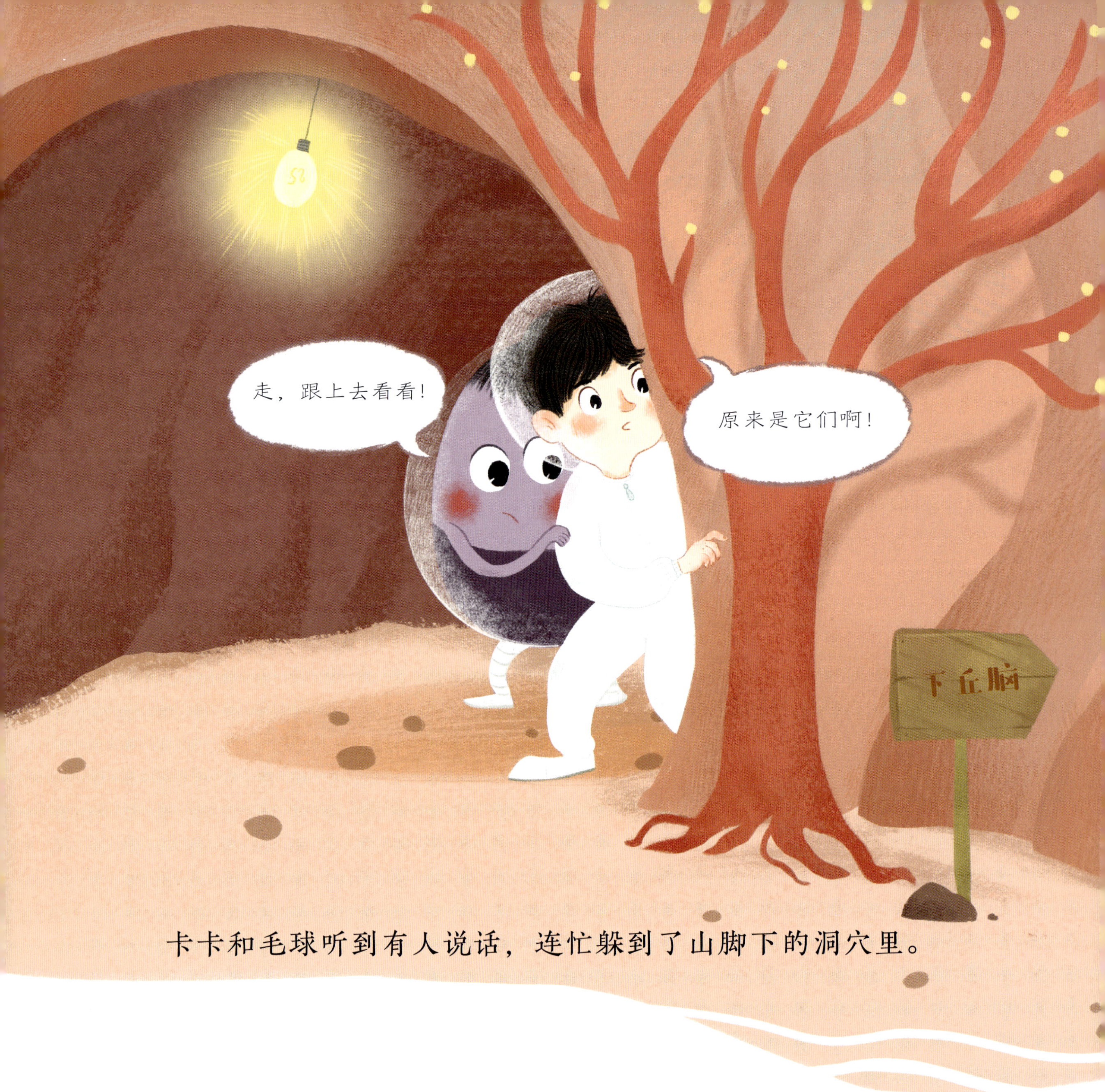

卡卡和毛球听到有人说话，连忙躲到了山脚下的洞穴里。

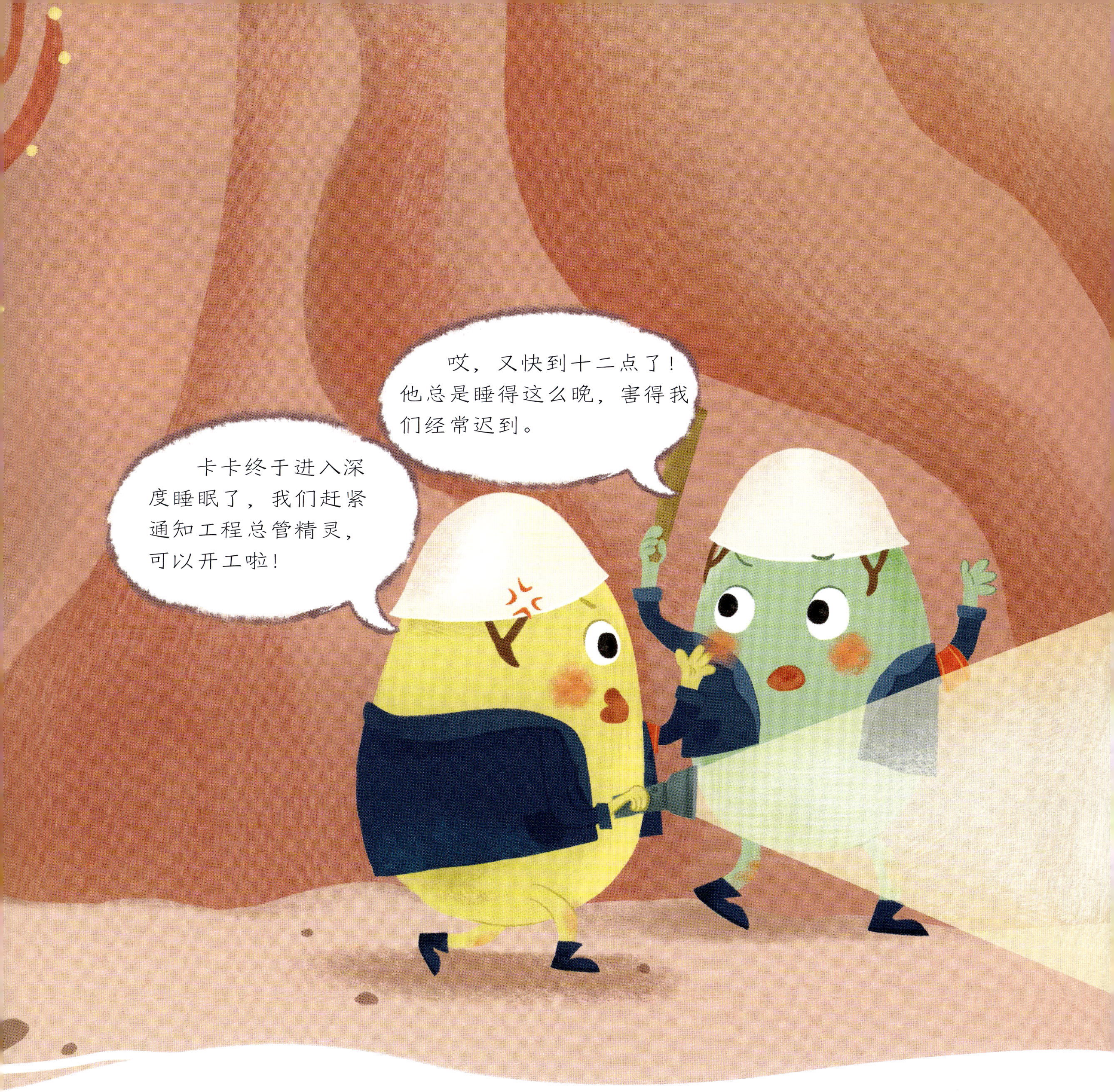
哎，又快到十二点了！他总是睡得这么晚，害得我们经常迟到。
卡卡终于进入深度睡眠了，我们赶紧通知工程总管精灵，可以开工啦！

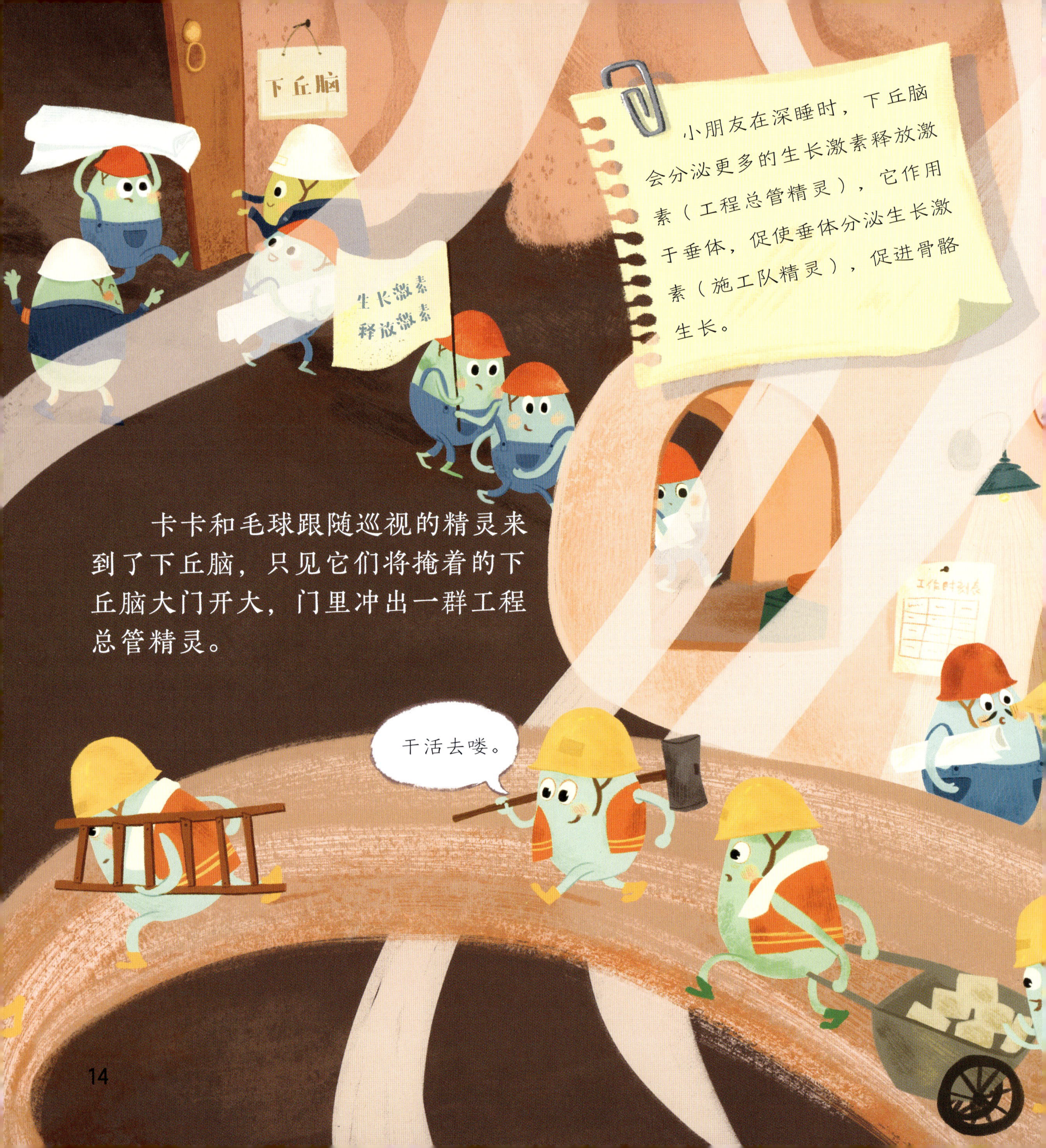

小朋友在深睡时，下丘脑会分泌更多的生长激素释放激素（工程总管精灵），它作用于垂体，促使垂体分泌生长激素（施工队精灵），促进骨骼生长。

卡卡和毛球跟随巡视的精灵来到了下丘脑，只见它们将掩着的下丘脑大门开大，门里冲出一群工程总管精灵。

这些工程总管精灵跑到垂体中心招呼出大批施工队精灵。

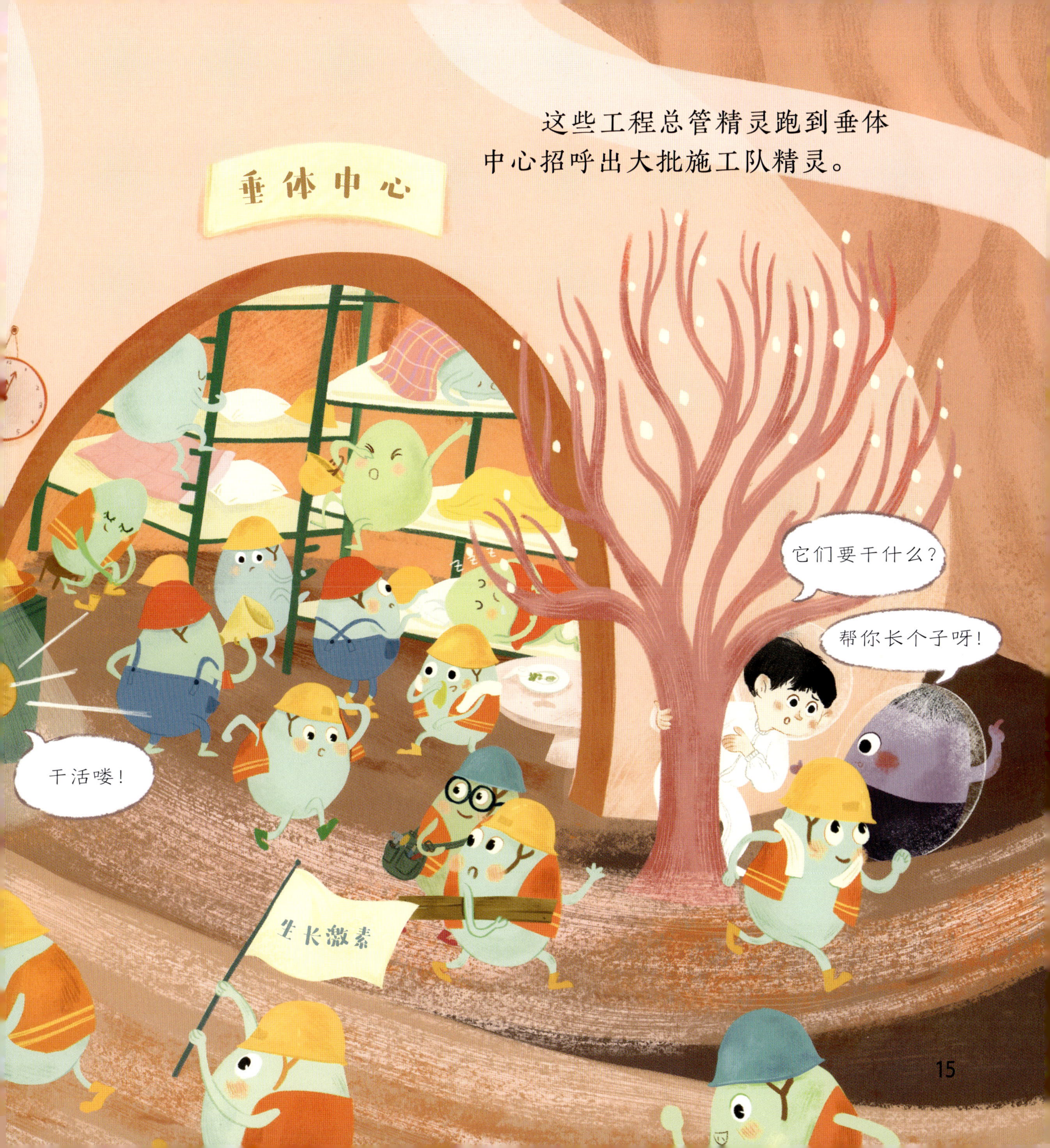

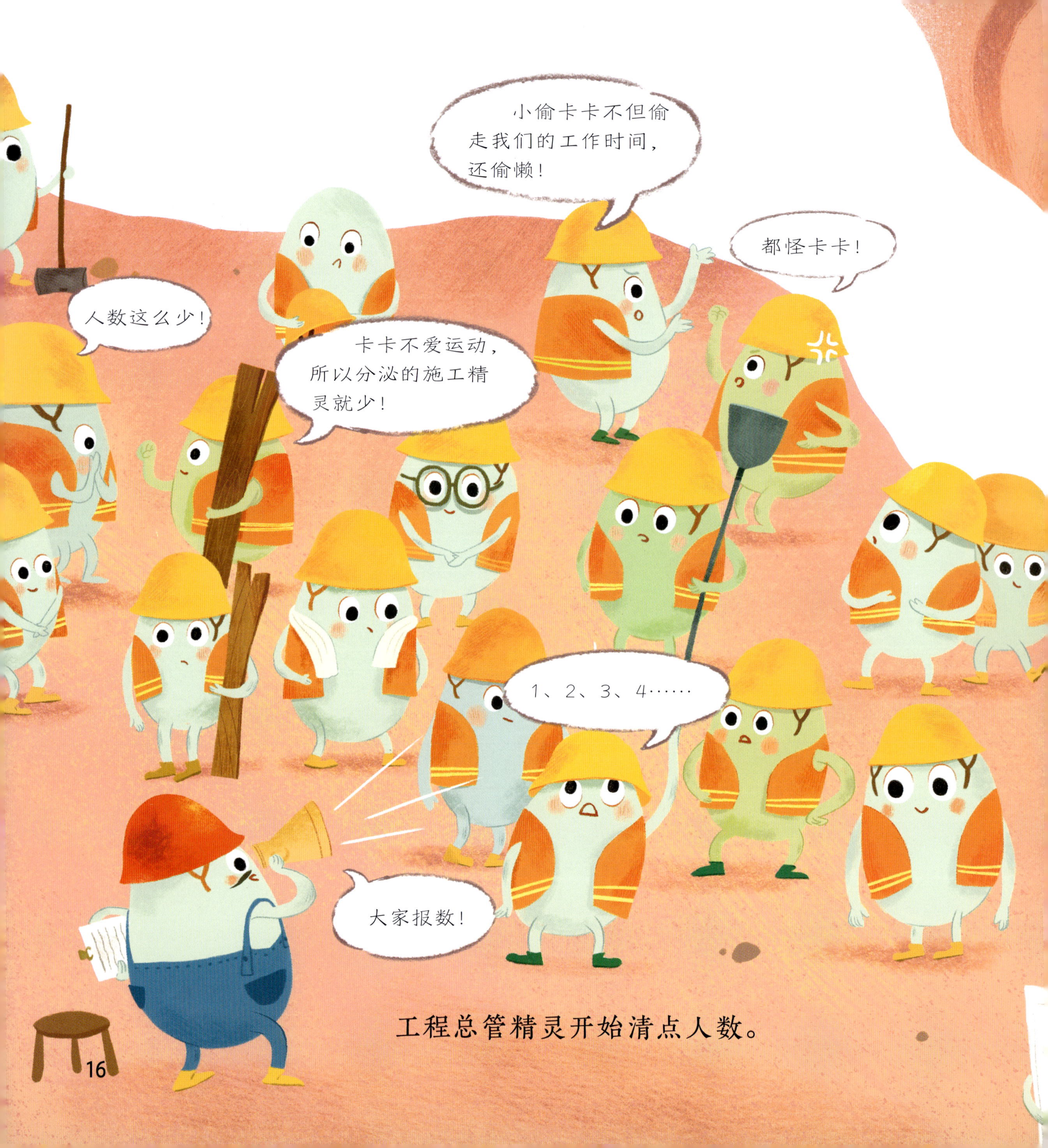

工程总管精灵开始清点人数。

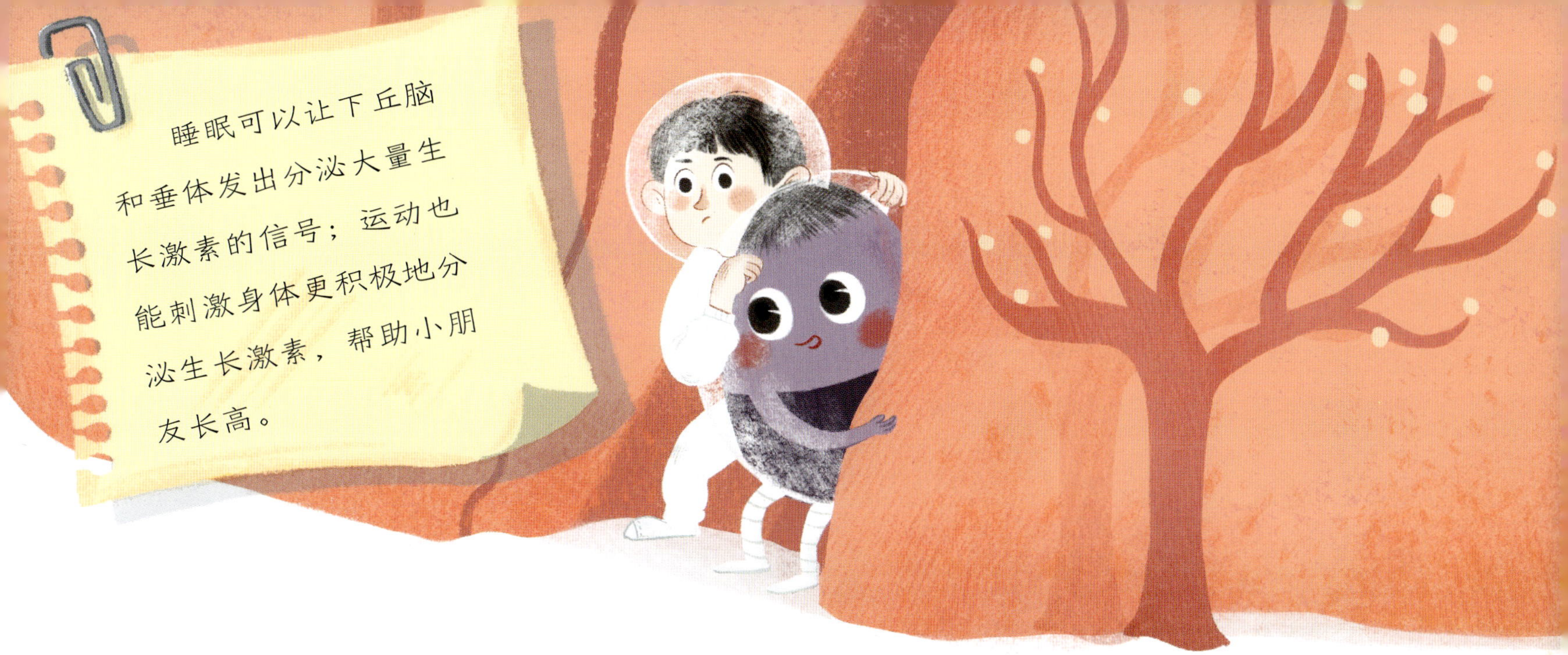

施工队精灵们抱怨队友太少，卡卡感到很疑惑。

“只有你进入深度睡眠后，才能有大批施工队精灵去工作，你晚睡就会影响睡眠质量和时间，从而影响它们的工作人数和工作时长。”毛球解答道。

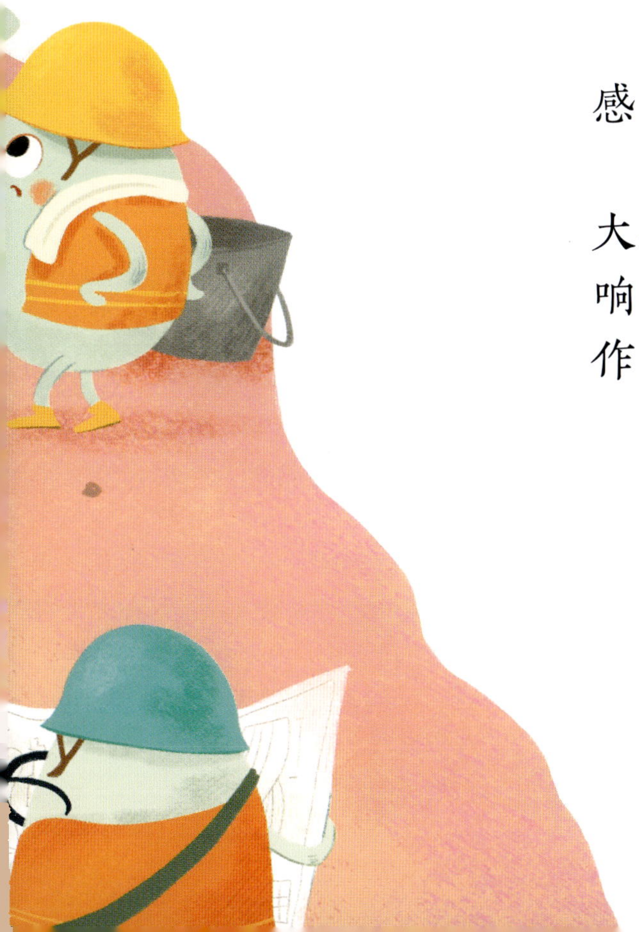

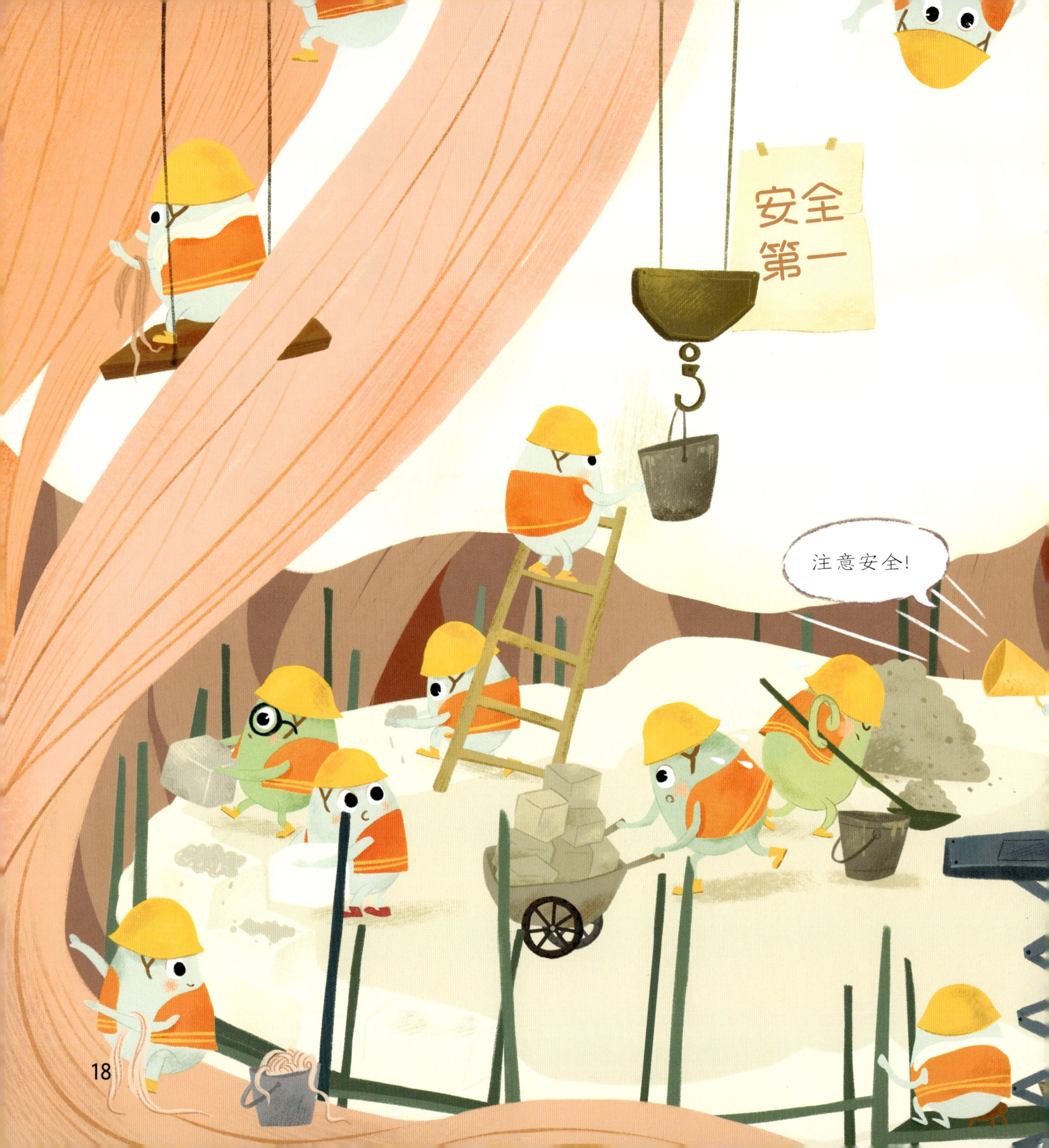
安全
第一
注意安全!

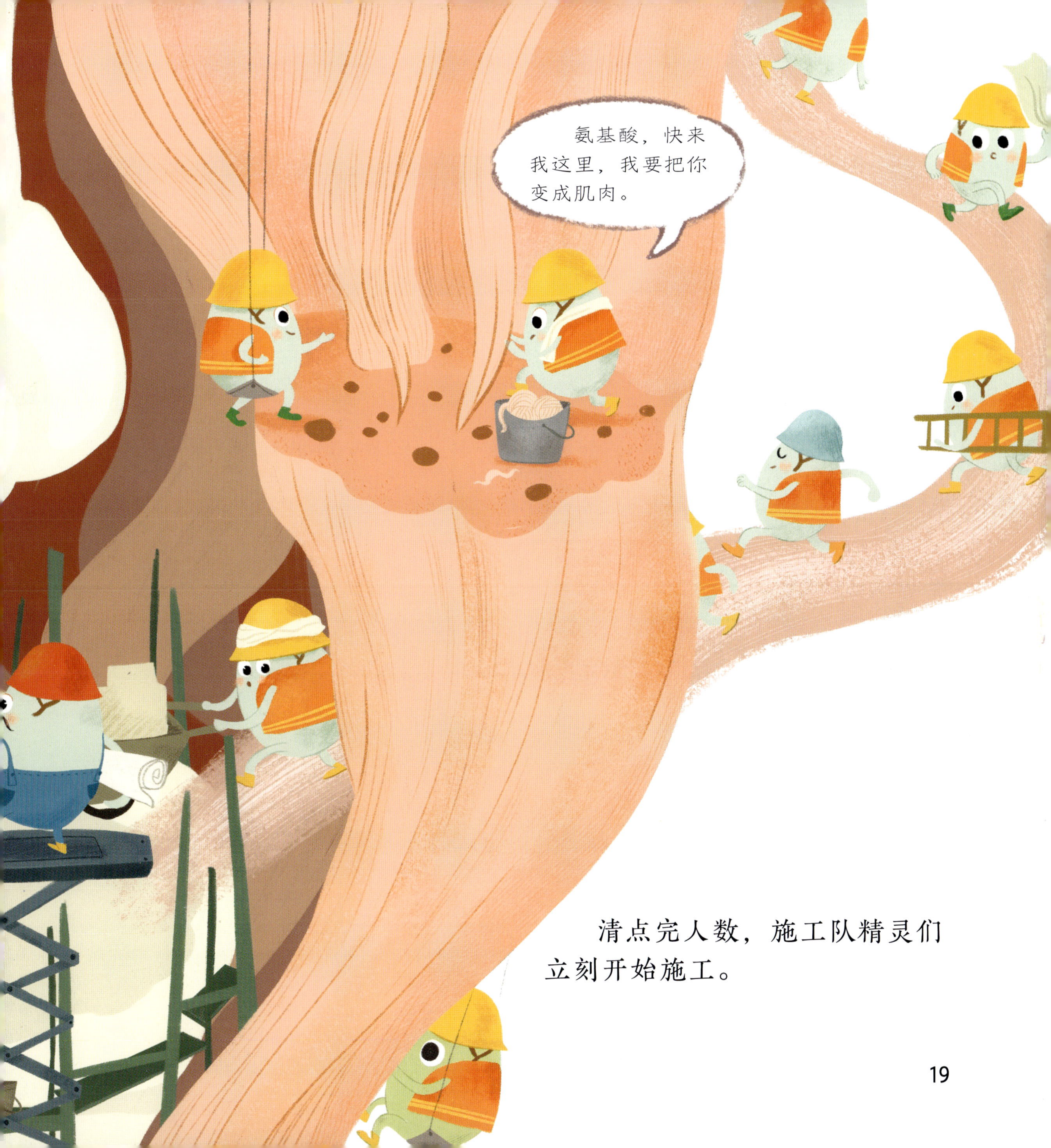

清点完人数，施工队精灵们立刻开始施工。

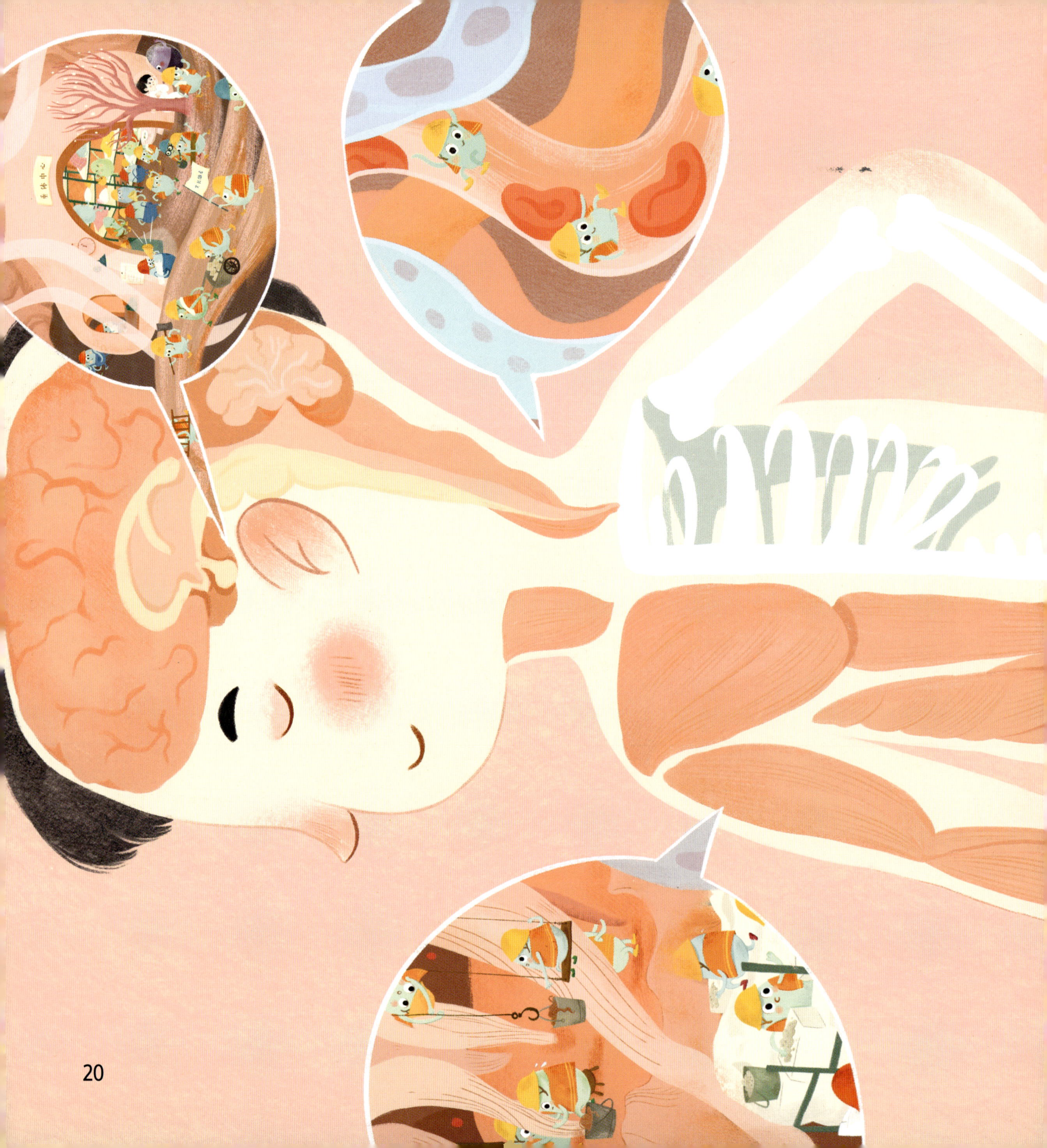
垂体中心

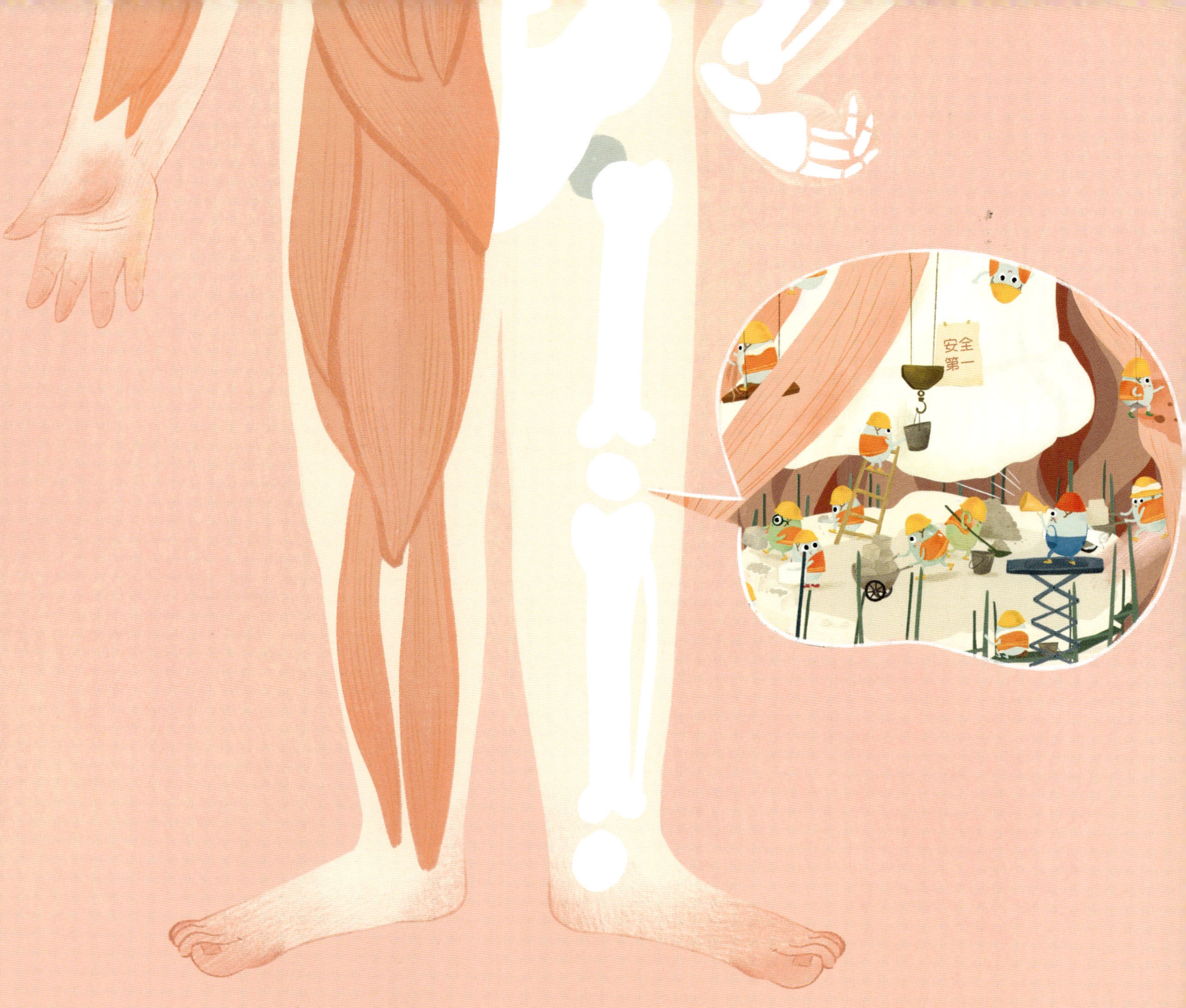

此时，卡卡正呼呼大睡！

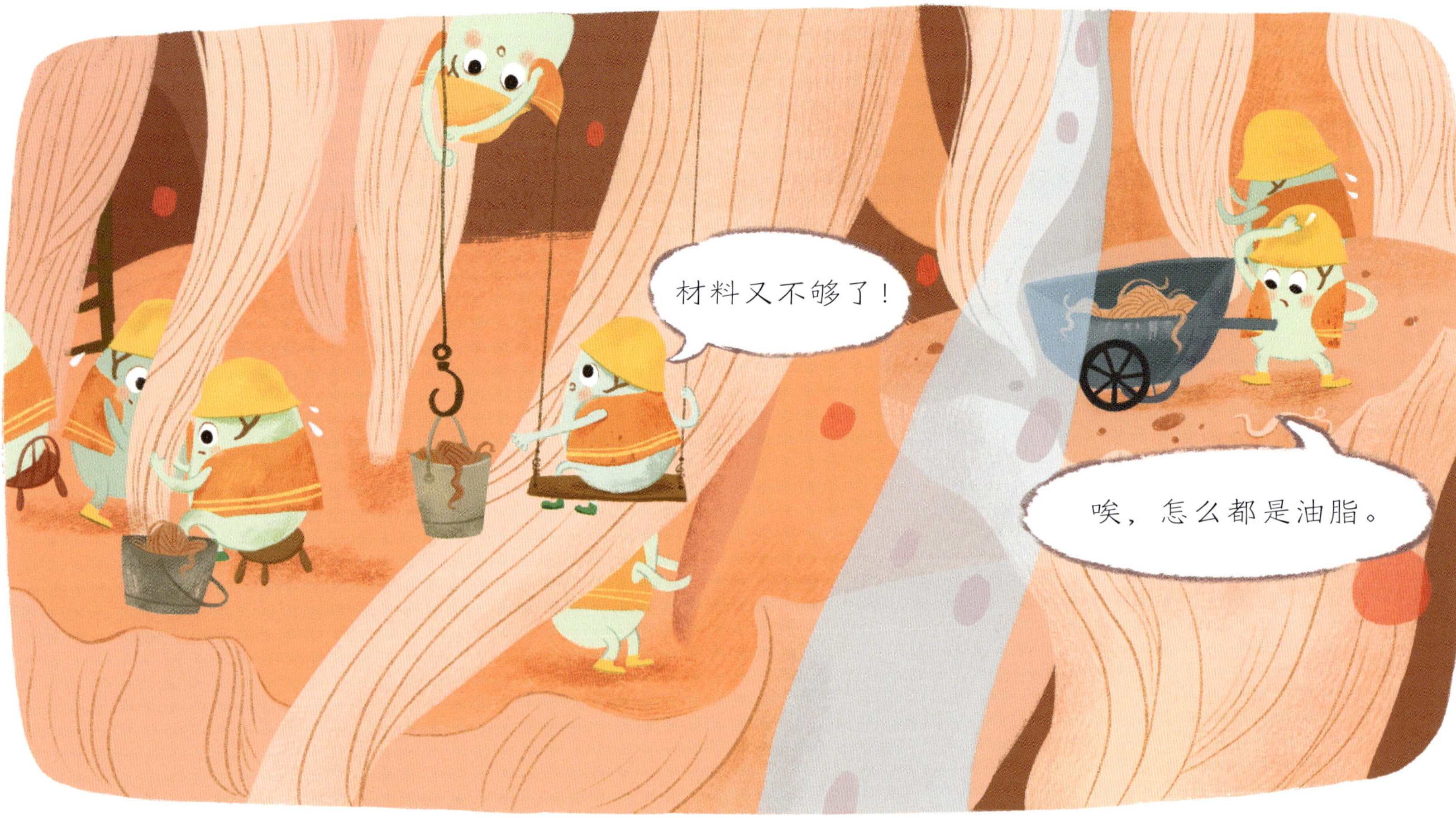
材料又不够了！
唉，怎么都是油脂。

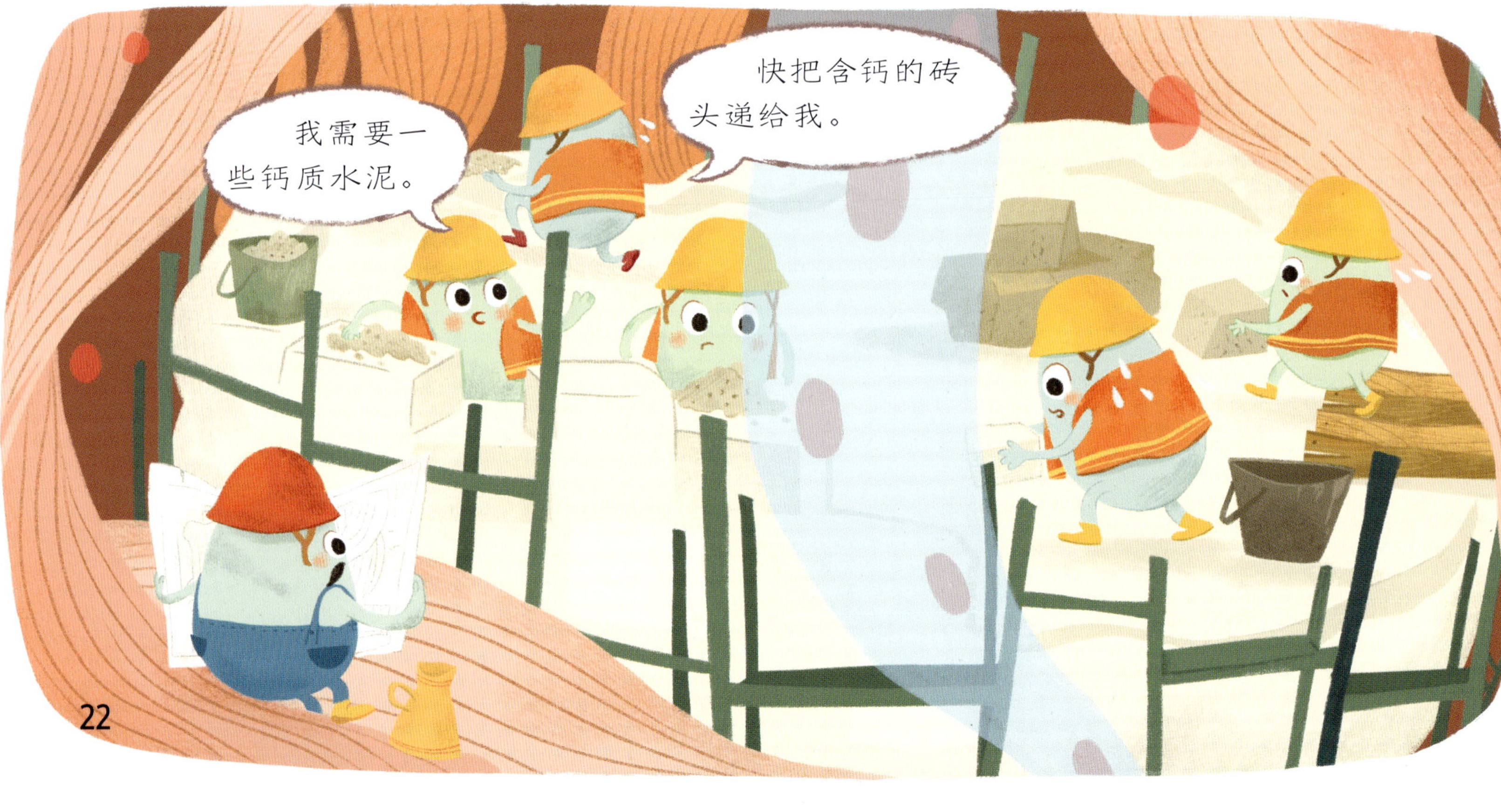
我需要一些钙质水泥。
快把含钙的砖头递给我。

施工队精灵们又开始抱怨。
原来是“建筑材料”只剩下一些油脂。
这都是因为卡卡不好好吃饭，爱吃零食导致的。

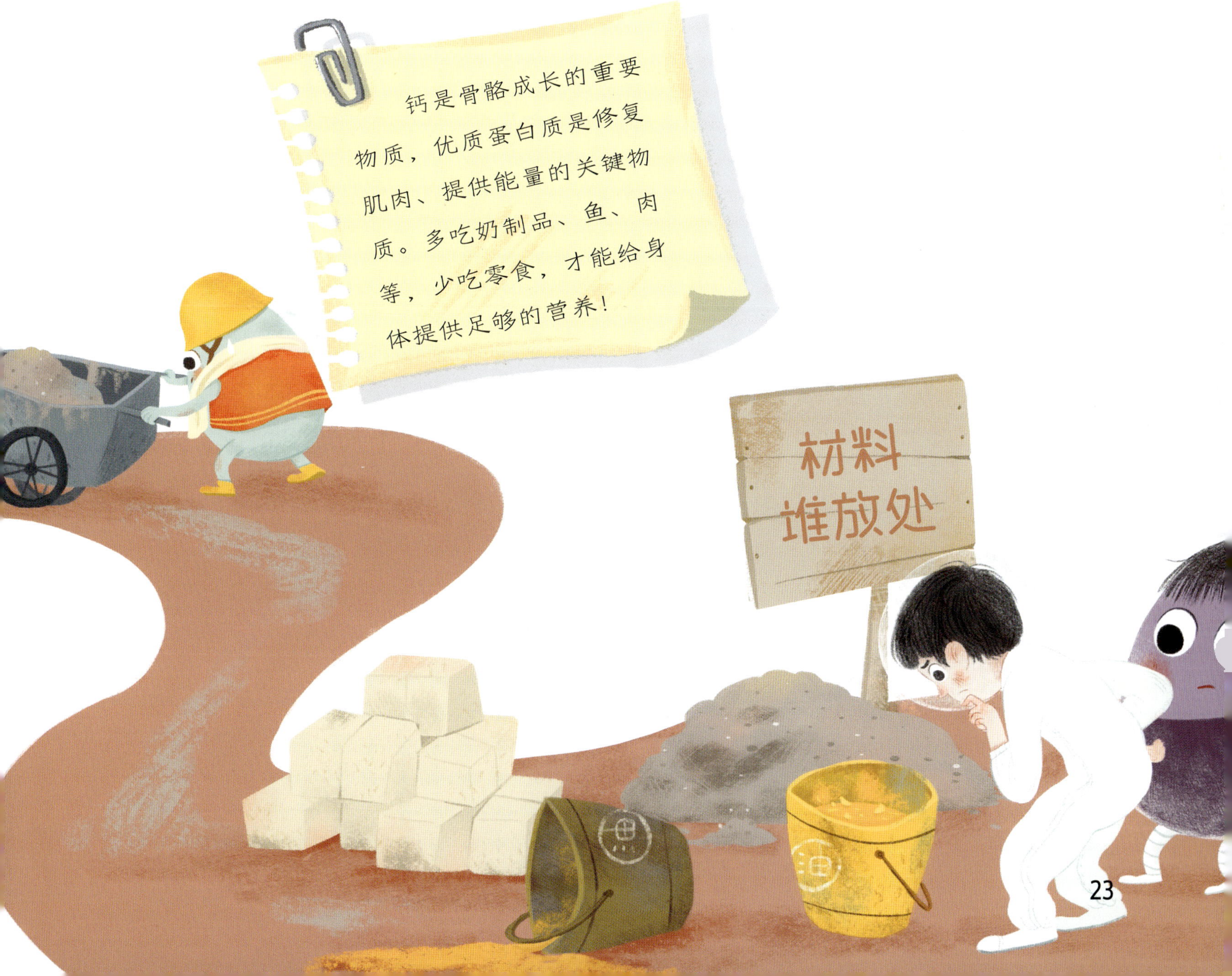

夜深了，从垂体走出来的施工队精灵人数明显减少。

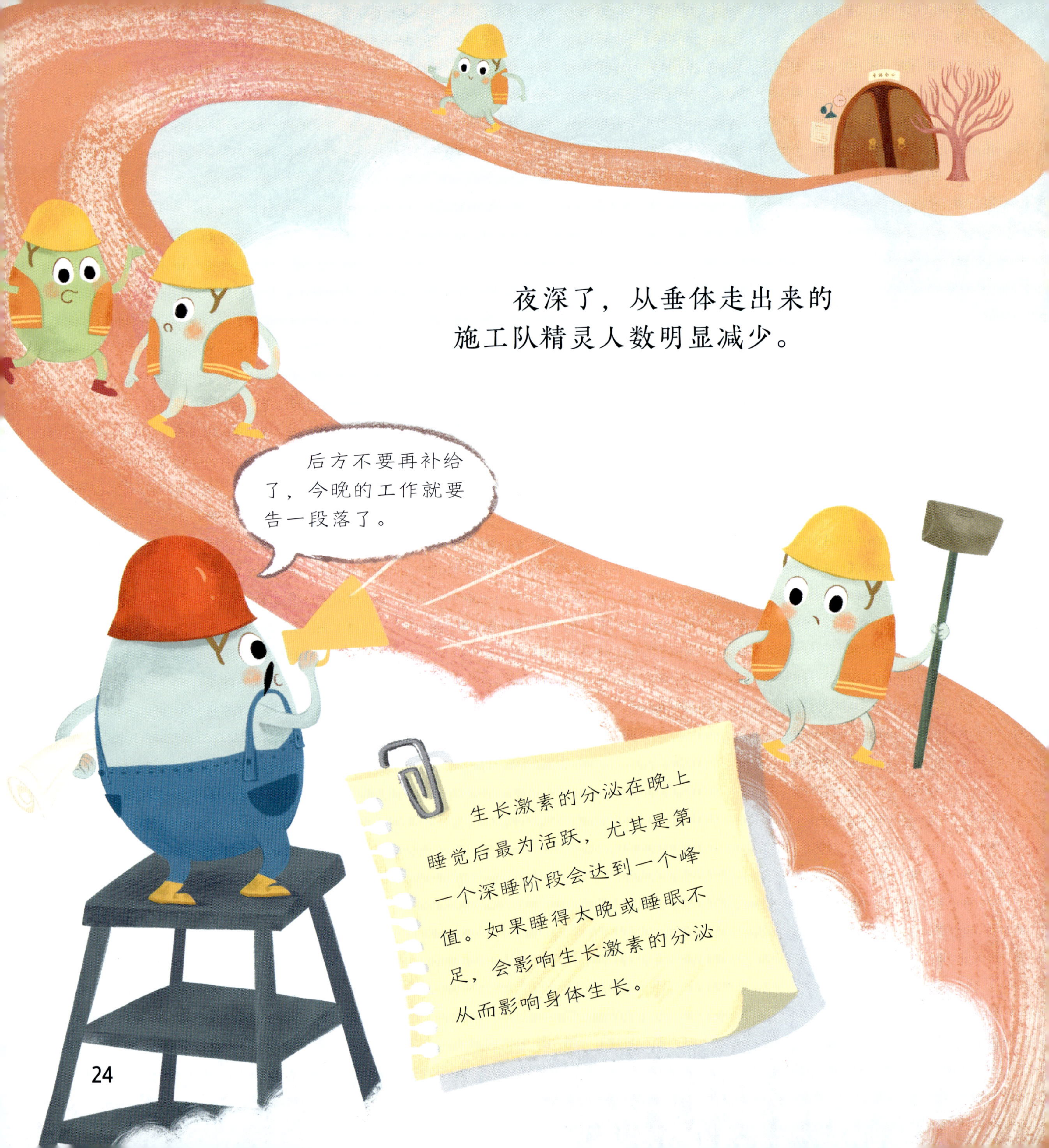

毛球看着沮丧的卡卡说：“这下知道你为什么长不高了吧。”

“是因为我不按时睡觉，爱吃零食还不爱运动！”卡卡不好意思地说。

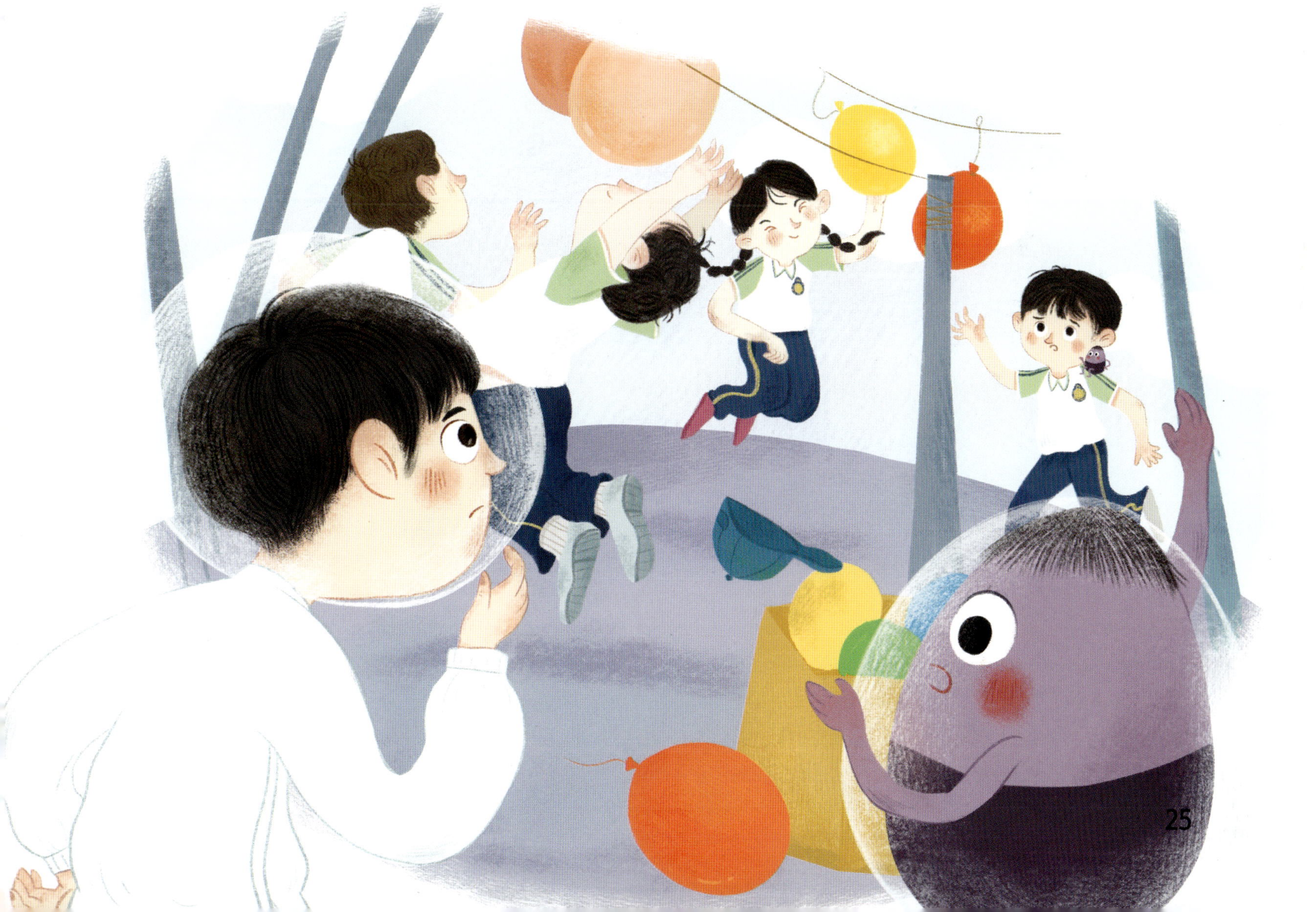

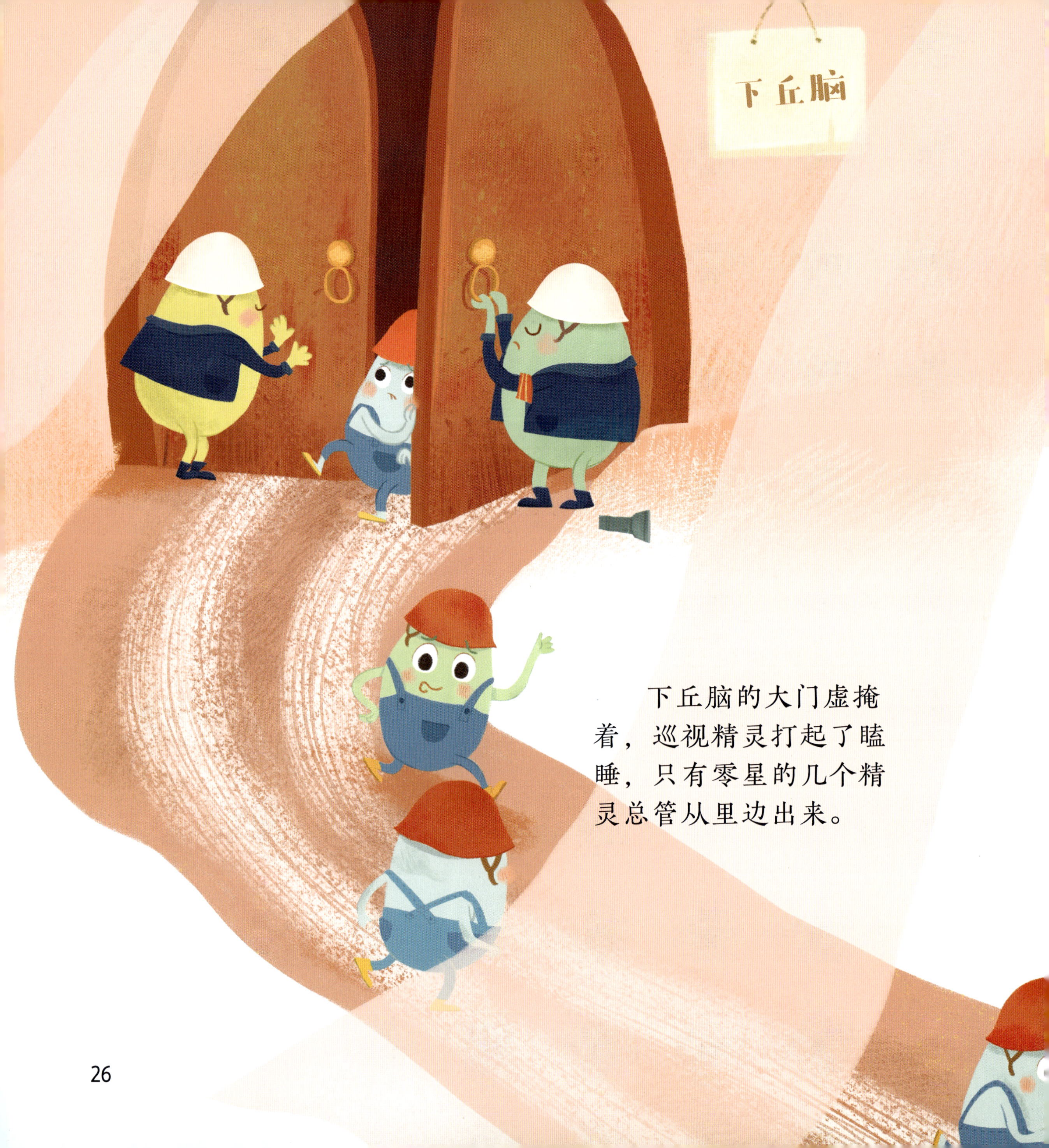

下丘脑的大门虚掩着，巡视精灵打起了瞌睡，只有零星的几个精灵总管从里边出来。

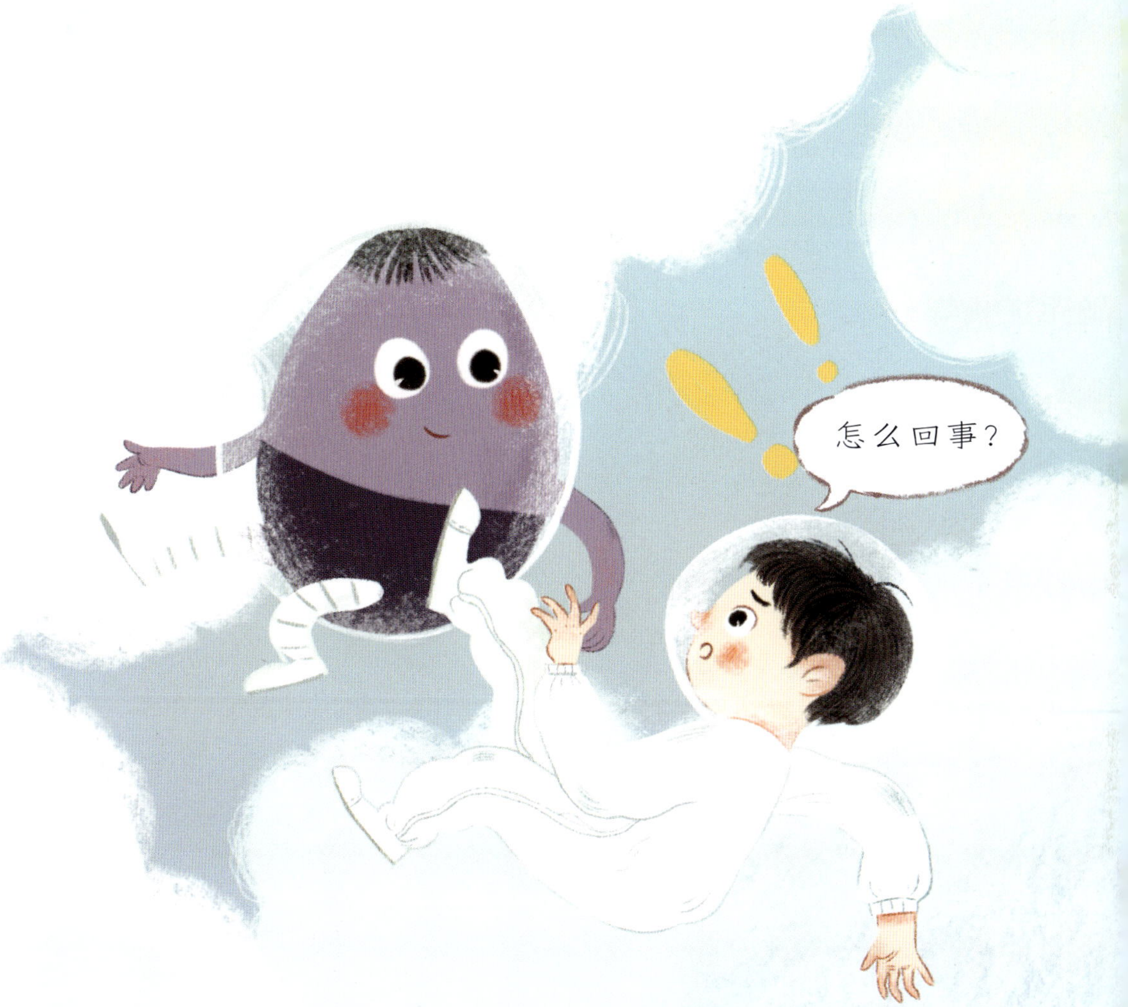

卡卡正想上去说自己以后一定会早睡，突然，一脚踩空，他和毛球一起掉了下去。

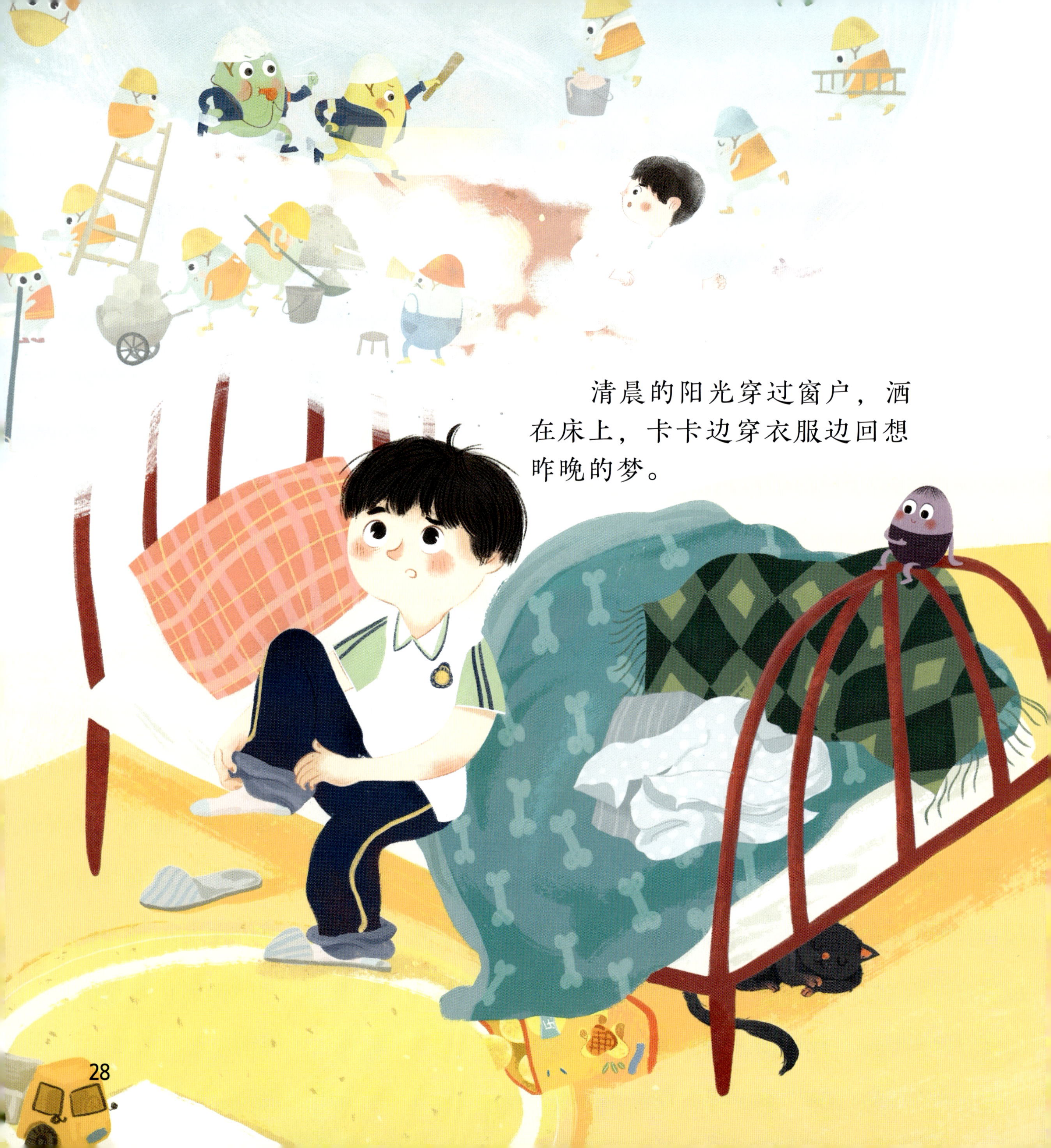

清晨的阳光穿过窗户，洒在床上，卡卡边穿衣服边回想昨晚的梦。

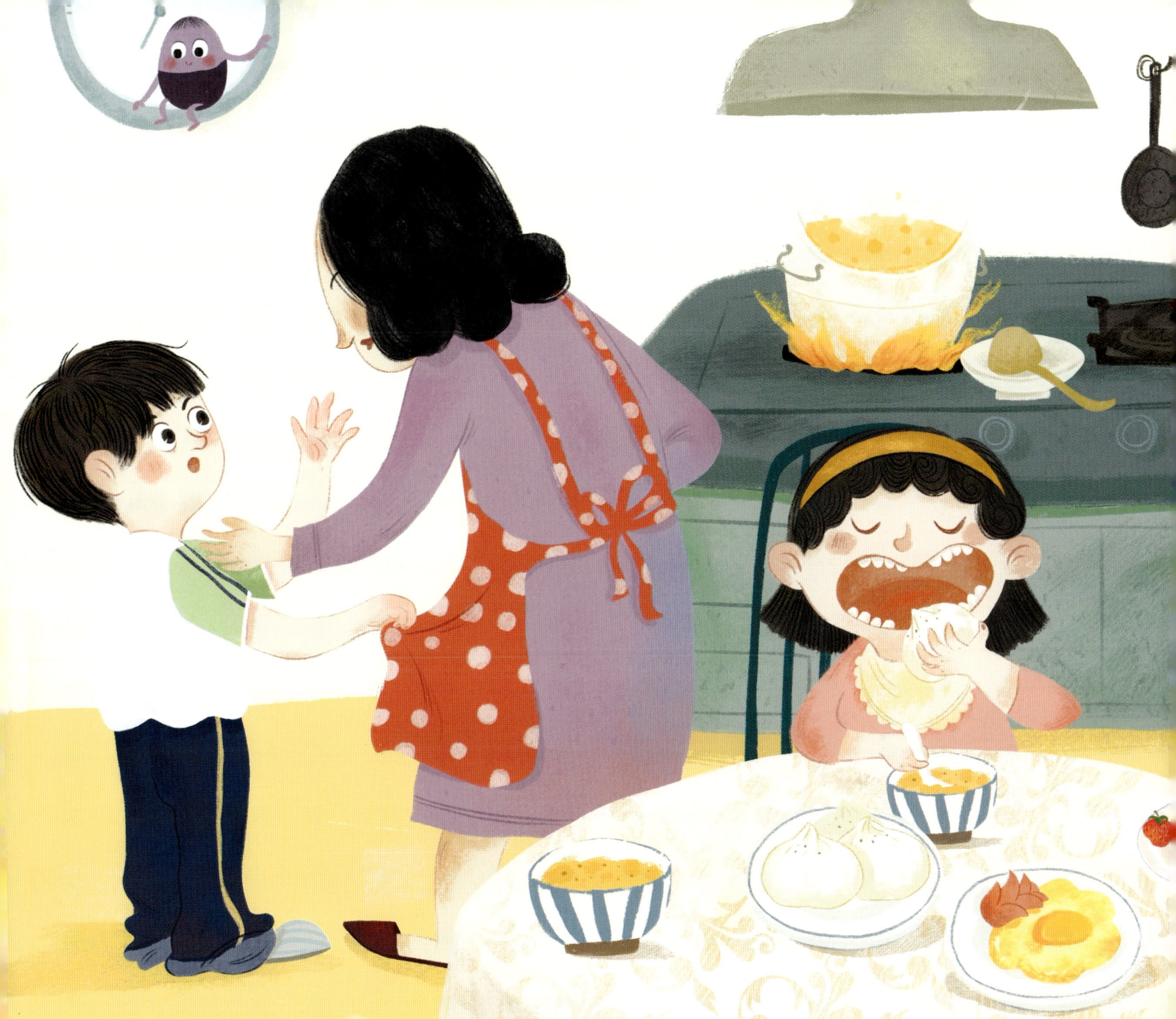

“一切都太神奇了！”卡卡拉着妈妈的围裙说，“妈妈，我知道小朋友长高的秘密了，我以后再也不当‘小偷’了。”

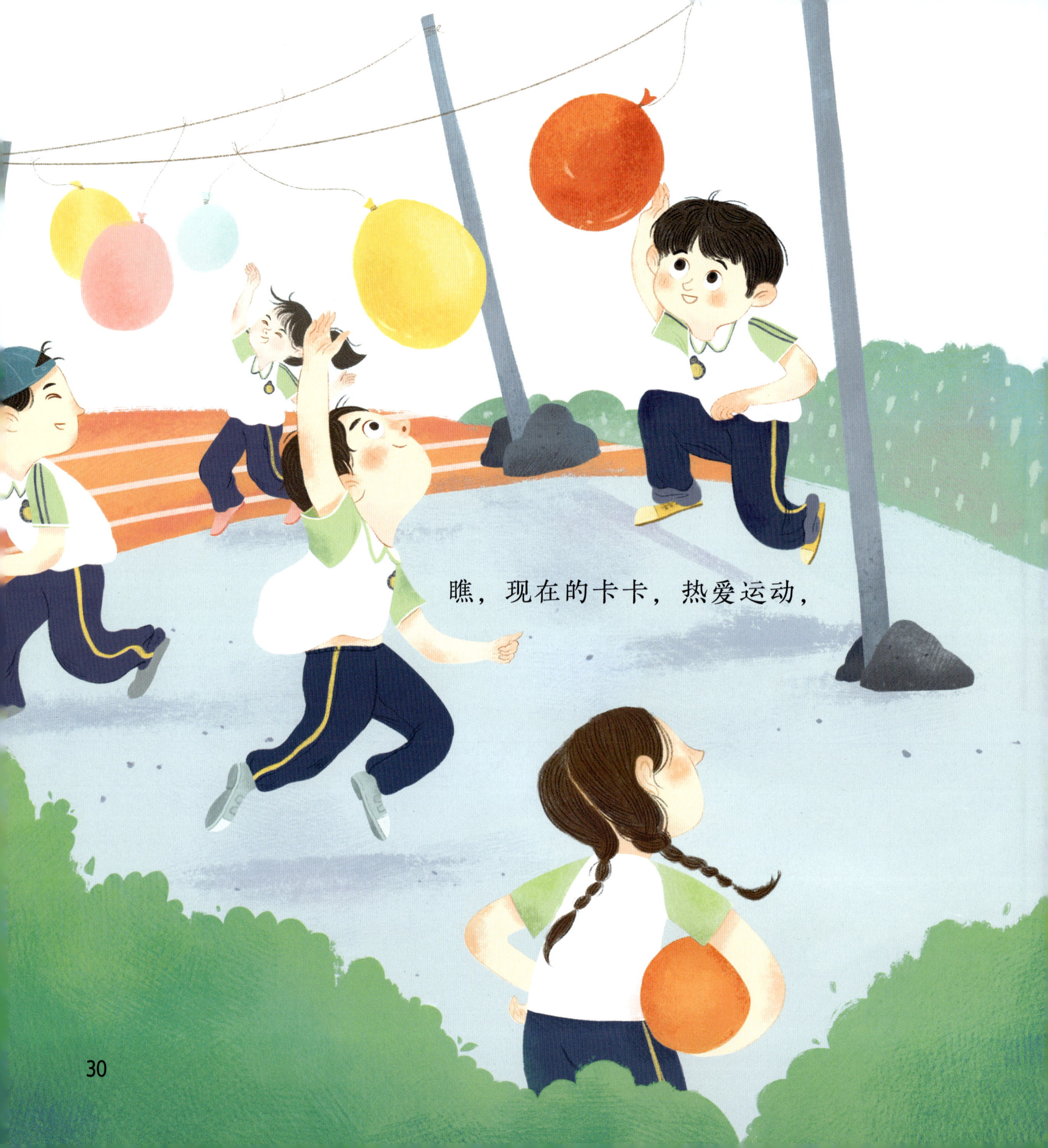

瞧，现在的卡卡，热爱运动，

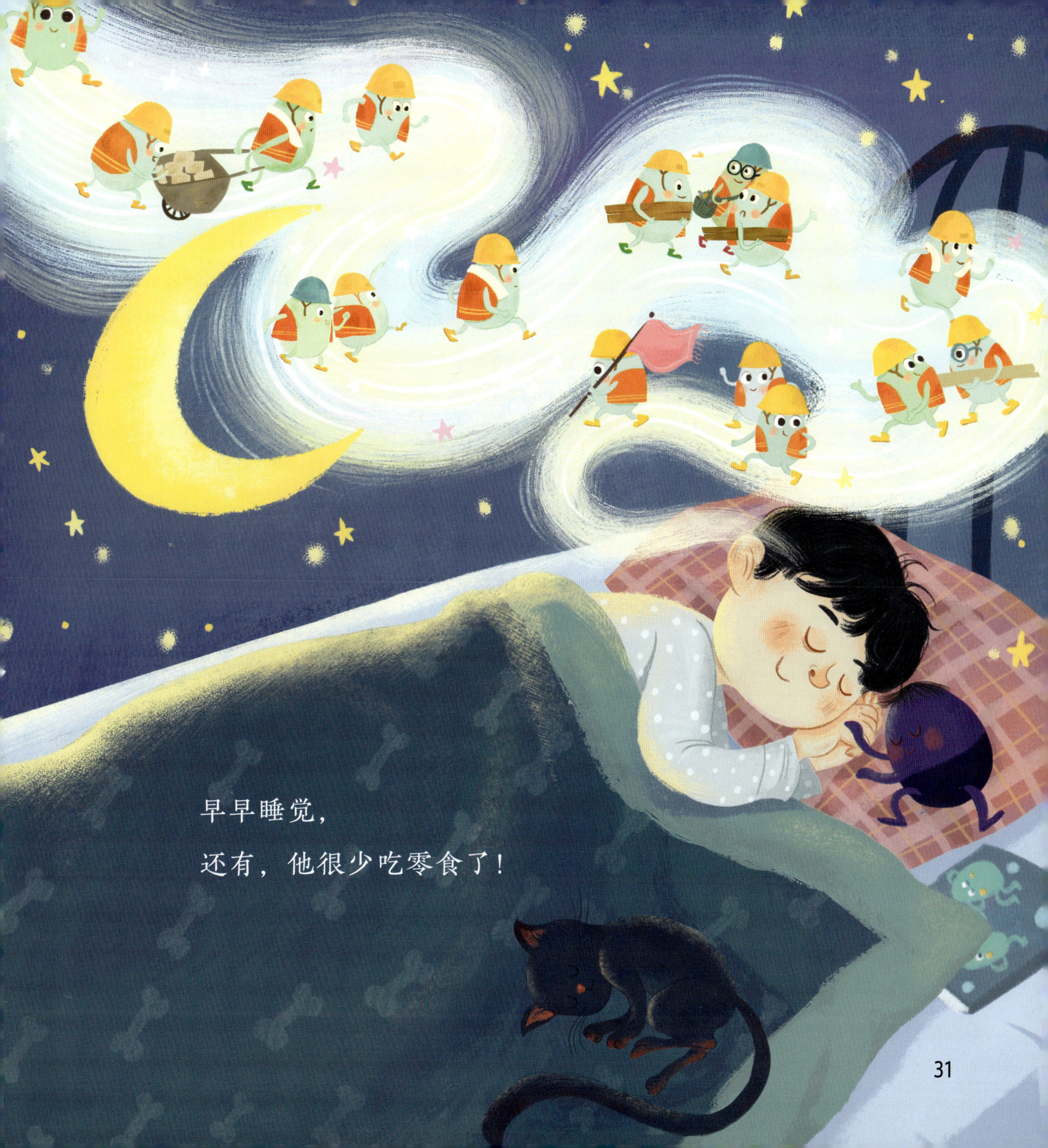

早早睡觉，

还有，他很少吃零食了！

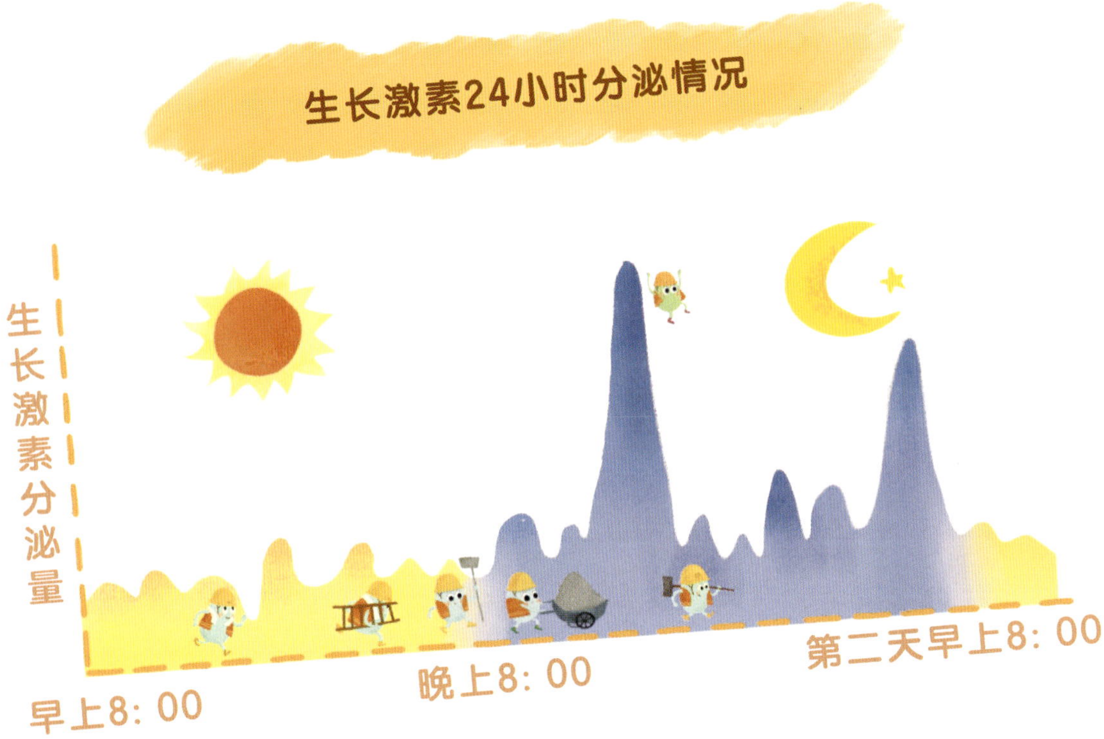

生长激素的分泌有很强的昼夜规律，夜晚分泌量明显高于白天，一般在第一个深度睡眠三十分钟后达到高峰。不规律的晚睡会影响深度睡眠的质量从而使生长激素分泌峰值降低。因此，小朋友们要想长高，一定要早睡，保证足够的睡眠时间和质量哦！

怎样才能长高

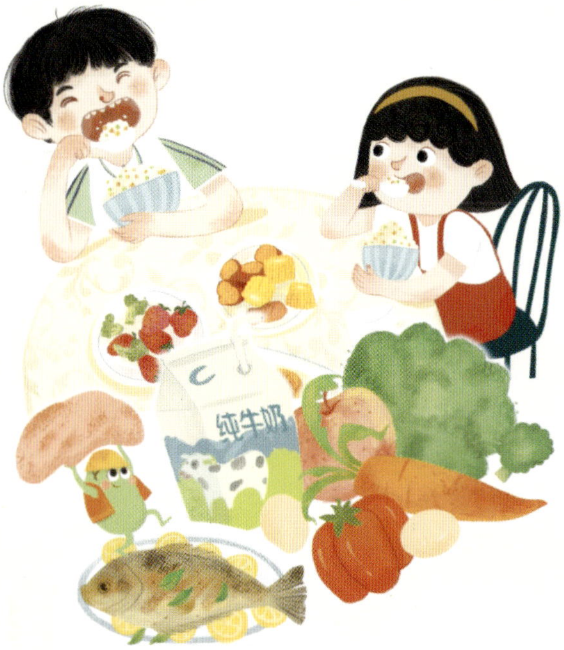

1.饮食均衡，少吃零食。

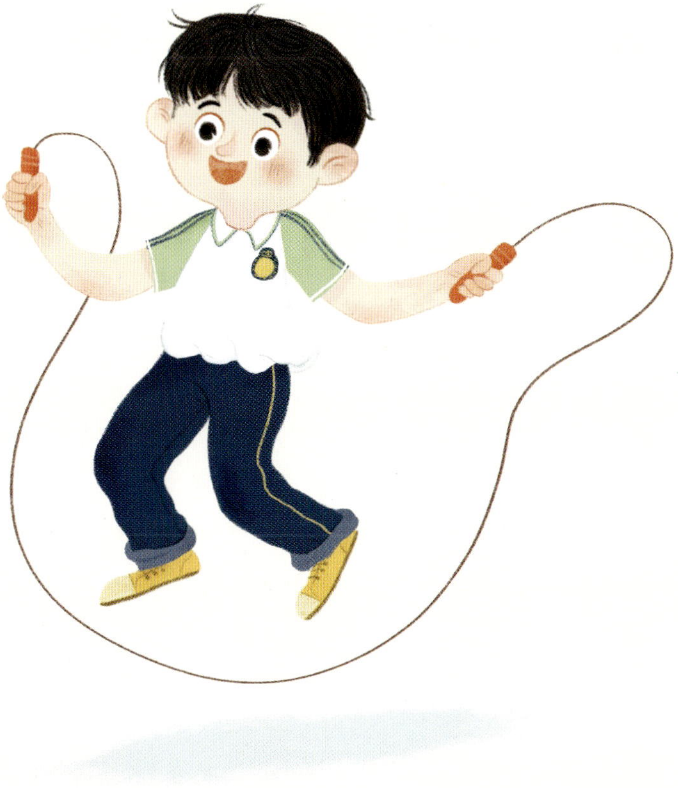

2.每天不少于一小时的体育锻炼。

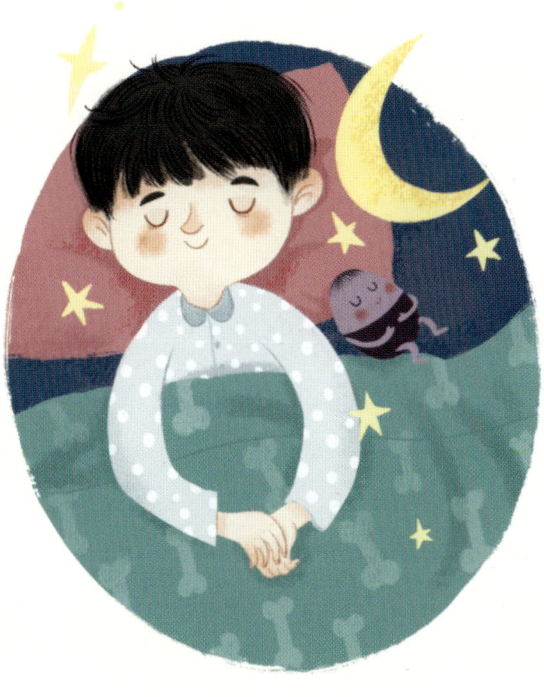

3.晚上早睡。

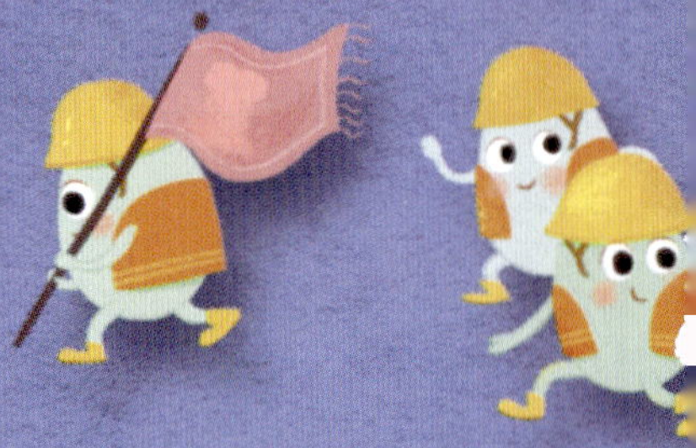